U0278155

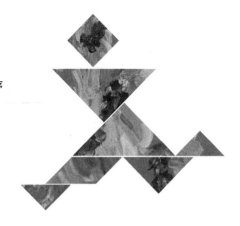

［美］ 露迪·西蒙（Rudy Simone）/ 著
天宝·格兰丁（Temple Grandin）/ 序

朱宏璐 杨辉 青于兰 等 / 译

你好，我是阿斯伯格员工

从阿斯伯格综合征视角解析职场奥秘

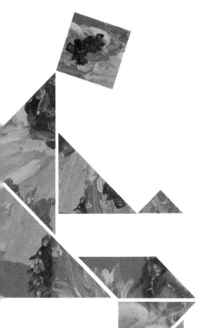

ASPERGER'S ON THE JOB

Must-Have Advice for People with Asperger's
or High Functioning Autism and their Employers,
Educators, and Advocates

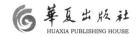

华夏出版社
HUAXIA PUBLISHING HOUSE

图书在版编目（CIP）数据

你好，我是阿斯伯格员工：从阿斯伯格综合征视角解析职场奥秘 / (美) 露迪·西蒙 (Rudy Simone) 著 ;朱宏璐等译. -- 北京：华夏出版社有限公司, 2021.1

书名原文: Asperger's on The Job

ISBN 978-7-5222-0011-8

Ⅰ.①你… Ⅱ.①露… ②朱… Ⅲ.①孤独症－研究 Ⅳ.①R749.4

中国版本图书馆CIP数据核字(2020)第196344号

你好，我是阿斯伯格员工：从阿斯伯格综合征视角解析职场奥秘

作　　者　[美]露迪·西蒙
译　　者　朱宏璐　杨　辉　青于兰　等
责任编辑　陈　迪

出版发行　华夏出版社有限公司
经　　销　新华书店
印　　刷　三河市少明印务有限公司
装　　订　三河市少明印务有限公司
版　　次　2021年1月北京第1版　2021年1月北京第1次印刷
开　　本　710×1000　1/16开
印　　张　12
字　　数　120千字
定　　价　45.00元

华夏出版社有限公司
网址:www.hxph.com.cn 地址：北京市东直门外香河园北里4号 邮编：100028
若发现本版图书有印装质量问题，请与我社营销中心联系调换。 电话：(010) 64663331（转）

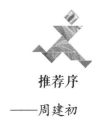

推荐序

——周建初

经露迪·西蒙（Rudy Simone）授权，翻译小组经过辛勤劳动，及时译完了露迪·西蒙有关阿斯伯格人群的另一著作：《你好，我是阿斯伯格员工》。如果说译者们已翻译出版的第一部著作《你好，我是阿斯伯格女孩》是奉献给国内精神科医师、心理咨询师及心理治疗师、教师、家长和关注该群体的人们，而这部《你好，我是阿斯伯格员工》则是奉献给国内各企业、各部门的各级管理者，职场中阿斯伯格谱系内人士或有此倾向的员工，以及关注该群体的人们。

本书作者露迪·西蒙本身也是一名阿斯伯格综合征人士，感同身受的经历让她能切身体会到这一群体在职场中的难处和特长。为此，她透过亲身职业生涯和体验，结合对阿斯伯格谱系内人士进行的大量调查与交流，用通俗的文笔揭示出阿斯伯格谱系内人士在职场工作中有优势和困境的整体形象，有很好的可读性。我们可以看到，阿斯伯格谱系内人士在职场中，不论他们是高中毕业还是拿到了博士学位，也不论他们在什么样的阶层，都多少会有言语沟通能力偏差，社交行为笨拙，对环境过于敏感，大多不懂得利用他们天生的才能和兴趣。这些缺陷常会影响其工作效果或导致工作受挫。但他们也有自己的优势，尤其是一些高功能孤独症人士，他们常可以长时间地高度专注于一件事，且不需要监督或者鼓励，他们会谨慎负责地完成每一项工作，也颇具独特的思考能力。他们总是能按自己的节奏工作，习惯于花大量的时间独处，同时，他们擅长图像式思维，也擅长理性的思考，通常都非常诚实。虽然他们对周围环境非常敏感，但多数时间他们的大脑能像计算机一样运转，有的能记忆大量的信息，解决问题的时候条理非常分明。如果我们企业、部门的管理者能了解、认识这些特点，并稍加利用，扬其长避其短，千里马是会层出不穷的。如果我们的阿斯伯格综合征人士能认识到自己的优劣势，弄清楚自己擅长什么，优势在哪里，并有效地加以利用，定会为社会创造可喜的财富。

目前本书在海外已有多个译本发行，但在中国尚未有中译本，朱宏璐老师再次聚集组建了翻译小组，留德访问学者杨辉副主任医师、中科院青于兰同学及绛明、李颐、王梦醒等都积极加入到本项目中，并承担了大量编译、校对工作。我相信随着这本译著的出版发行，将对阿斯伯格谱系内人群和有关人士有较大帮助，对丰富该领域科普知识起到积极作用。

2015年5月于重庆市精神卫生中心

周建初：主任医师，重庆市精神卫生中心精神医学研究室主任，重庆市精神科医疗质量控制中心专家组组长，国务院特殊津贴专家，中华精神科杂志编委，重庆市专业技术职称高评委委员。1983年毕业于重庆医科大学，从事精神卫生工作30余年，具有丰富的精神科临床工作经验。

推荐序

——天宝·格兰丁博士

拥有事业使我过上妙趣横生的生活——我可以利用自己的才智从事有价值和备受赏识的工作。孤独症谱系人士可以胜任各种工作，从高科技、富有创造性的工作到一般程度的体力劳动。因为我不擅长社交，我便通过展示一些已经完成的项目的图画和照片，来说服一些大型公司聘用我给家畜设计装备。许多人觉得我有点怪怪的，但是当他们看到我的画时就忍不住问："哇，这是你画的？"然后他们就聘用了我。

我选择做一个自由职业者，在我职业生涯的头二十年，我是一个自由设计师。这份自由职业帮助我避免了许多社交上的问题。我来到客户的工作地点设计项目，几天或者几周后就离开。我画画或者设计都是在家里一个安静的房间里。之后，当我年满四十，我在美国科罗拉多州立大学当兼职教授。我在那里一直工作到现在，同时也继续着我的自由职业。

能找到让自己沉迷其中的事业是一件非常幸运的事情，但这并不是偶然事件。许多老师和导师支持我，并且帮助我走向成功。同样的，我相信这本书能够帮助谱系内人士找到适合他们个人需要和才能的精彩事业。这本书也能使老师和家庭成员向刚进入职场的谱系内人士提供帮助。我真希望我在年轻时就曾读到这本书。接下来是一些基于我的个人经验而为阿斯伯格综合征人士所提出的建议，以及对西蒙女士充满洞见性的想法的一点补充和完善。

▶▶ 1. 扬长避短 ▶▶

我在工作中使用视觉思维，这是我的长处。作为一个视觉思考者，我可以在头脑中对设备进行试运行，就像一台三维的、虚拟现实的电脑。另一个人可能有不同的长处。通过和几百名谱系内人士交流，我了解到优势领域可以分为三个基本类型：（1）视觉思维者；（2）模式思维者（音乐和数学头脑）；（3）文字细节思维者。视觉思维者非常适合类似于图形设计、电脑动画、建筑、动物相关和工业设计这样的工作。模式思维者通常擅长电脑编程、数学和统计。文字细节思维者擅长科技写作、做记者、记录员和专业化的营销工作。我认识一些阿斯伯格综合征人士在零售业工作，并且因为他们关于货品的丰富知识而得到赏识。你可能会问，一个有社交障碍的阿斯伯格综合征人士如何搞定销售工作呢？其实，商业活动和其他的社会互动是非常不一样的。前者常常是有固定套路的，像一出戏剧。举例子来说，当我克服了自己最初的恐惧感时，我变得非常擅长推销一本家畜杂志上的广告席位。我甚至在零售区"工作"过。那天，我本来在一家好市多商店（Costco Store）签售，一个珍贵的机会降临了。因为没有人来我的签售台，我就走到销售区帮着卖书。我走向一些情侣或者一家人，问问他们家里宠物的情况。我把事先准备好的推销台词一遍遍地复述，经过6个小时的紧张工作，我卖出了65本书。我从来没有在零售区工作过，结果我发现自己非常擅长干这个。所以，永远不要低估自己的能力。

▶▶ 2. 请求合理便利 ▶▶

　　我选择不告诉我的客户我有阿斯伯格综合征，但是我确实会请求合理便利，让我工作起来容易些（或者是更加有可能完成工作）。为了避免犯错和理解上的差错，我会主动询问明确的工作指示来弄清楚人们到底期望我做什么。有些时候，这非常棘手。询问过多的细节会让我的客户感到是他们自己在设计这个项目，但是我不得不了解一些设备零件的功能细节。举例来说，一个客户需要一种每小时可以处理200头牛的设备，但是他们每班只有3个工作人员。客户给出的工作指示中并没有说清楚这一点，而只是提到需要一种"具有高效率"的设备。这实在是太模糊了！所以一定要向你的领导和/或客户询问他们到底需要什么。我也会在记忆一长串口头指示的时候感到困难。所以我不得不在项目会议上写笔记，来记录一个项目的详细情况。如果你也有类似的问题，或者甚至你没有这种问题，记录下清楚的指示也是一个很好的办法，这样在项目进行过程中你就有了一个具体的参考。这样能帮你避免领导和客户的不满。

　　有些时候，一个阿斯伯格综合征员工在办公室、工厂、零售部门工作的最大障碍是他或她的感觉过于敏感（感官超负荷）。有的人不能忍受荧光灯的闪烁，对他们来说，这种感觉就像待在布满闪光灯的迪斯科舞池里。另一些人不能忍受工作时过多的噪声。本书列举了许多关于感觉调节的有用建议。我对开放式办公室的讨论很感兴趣。如果我坐在一个嘈杂的办公室里，我就不能进行设计。和绝大多数谱系内人士一样，我需要一个安静的环境，这样才能发挥出最好的状态。感官超负荷可能发展到很极端的情况，所以找到或者创造一个适合你需求的感觉的环境非常重要。

▶▶ 3.避免嫉妒 ▶▶

我遇到的最棘手的问题之一是同事的嫉妒心。在某一个工作单位，我曾经被一个经理委派去设计一个项目并监管安装。驻地工程师却认为我干涉了他的领域，所以他对别的经理说了我的坏话。在另一个工作单位，我的设备被别的同事故意损坏。我甚至听说过一个让人难过的事件：一个同事在一个阿斯伯格综合征同事的电脑里植入色情材料想害他被解雇。这个心生嫉妒的同事对自己的才能感到不安，并且担心这个同事的设计"太好了"。

我通过允许嫉妒的同事更多地参与到我的项目中来对抗嫉妒心。我会向这个人询问意见或者称赞他/她组装的设备。我明白这些人感到嫉妒是因为设计对我来说非常容易。通常我绘图非常快，但是为了避免他人的嫉妒，我通常会等两三天再发给我的客户。有些时候，即使你没有做错什么，采取这种做法也能巧妙地避免一些会危及你的工作的问题。

▶▶ 4.防止可能的就业问题 ▶▶

在我旅行期间，我观察到有两个问题可能会破坏一个阿斯伯格综合征人士的工作，即便他/她在这个职位上已经工作了许多年。具有讽刺意味的是，第一个问题就是升职。我曾经和一些在绘图、设计、体育新闻、科学研究领域工作过的人聊过，但他们升入管理层之后就丢了工作。他们只是不能适应这种压力。对有的人来说，最好是避免升职。另一种冲突的来源在于管理者的改变。如果一个有同情心的上司被一个不那么关心人的上司替代，可能会导致这个被雇用的人的事业陷入危机。他/她和正常同事之间的差异不再得到容忍，并且工作环境将非常迅速地变得不舒服，最后这个员工离开或者被解雇。

如果这种或者别的不幸的情况发生，导致这个人失去他/她的工作，别的问题也会暴露出来，例如这个员工不能保管自己的作品。我遇到过一些较年长的阿斯伯格综合征人士，他们在公司重组的时候丢失了工作，并且从来没有保存过任何工作的范本。所有的工作作品都被遗留在原公司里。其中一个阿斯伯格综合征人士是一名工程师，他没有保留他的作品的任何样品。另一个阿斯伯格综合征人士没能保留他所撰写的销售手册。我意识到，为了成功就业，我需要把我作品的样本展示给以后的老板看而不是推销我本人。一个好的"作品集"，可以让你的简历锦上添花，帮助你得到更多类型的工作。你要把最好作品的纸质样本保存在家中（电子媒介在它们被淘汰的时候是没有用的）。至于保密性的问题，你可以只展示你的绘本或写作文档的一部分。好的"作品集"应当得到专业的展示，其中应该包括四到五个你的最好作品。选择那些最适合你应聘的职位的作品。例如，如果你在应聘一个记者工作，那你的"作品集"里应当包括你给高中学校新闻报纸写的稿件。但是关于极端政治主张、性或者宗教这些主题的文章就不要出现了。在家里备份自己的作品集会让你的职业生涯更加成功。即便你想要在现有的职位上待上很久，准备好一个专业的"求职作品集"也是一件好事。有时候，事情的发生会超过你的控制，所以你需要提前准备好。

如果你发现这些建议有用的话，你会很喜欢这本书。它对于能坚持全职工作的高功能孤独症谱系人士特别有用。本书关于处理办公室社交问题的章节尤其有价值。在我的职业生涯中，我曾经和20个大客户以及超过200名小客户合作过。如果我在20多岁的时候读过这本书，那么我将可以避免和同事曾发生过的许多问题。

我真诚地相信这本书会帮助谱系内人士得到他们应该得到的并且能实现他们个人抱负的工作。而整个世界都会从他们的热情和智慧中获益。

天宝·格兰丁博士（Temple Grandin, Ph.D）：著有《用图像思考：与孤独症共生》《发展才能》《我心看世界：天宝解析孤独症谱系障碍》。

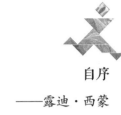

自序

——露迪·西蒙

在为我的一本叫作《跟阿斯伯格男士交往的女孩必须知道的22件事》（*22 Things Woman Must Know If She Loves a Man With Asperger's Syndrome,* 2009）的书做调查研究的时候，我发现了一个常见的现象：与我交谈的大部分阿斯伯格综合征成年人都很难维持生计。他们大多数靠失业救济金、政府福利或者残疾补助过活，有些还在依靠父母。另一些人情况稍好些，仅仅是因为他们结婚了，配偶的收入不错并且享受着医疗保险。他们中的许多人都是自由职业者，有一些很成功，但是大部分都是没有专长的，他们靠各种零工勉强维持着生计。他们的这些经历简直是我的翻版——我曾以为自己是唯一的不能适应全职工作环境的人，虽然我掌握了许多实用技能。当时这种沮丧的想法让我生活的各个方面都变得黯淡无光，并且影响了我的自信心、财务状况、人际关系和身体健康。当我发现还有这么多人也在经历同样的挣扎过程时，我觉得自己应当为此做点什么。所以我开始做调研，想要弄清楚所有影响着阿斯伯格综合征员工的雇佣关系是否成功的决定因素，并列出了一个清单。

我得出的结论是：在阿斯伯格综合征人士和普通人之间存在着文化差异。这些差异在工作场所中显得尤其突出，因为这是一天中我们大多数时间待的地方。其差异表现在许多方面：沟通方式、心理需求、对指导和监管的需要、对时间规定的预期。再加上阿斯伯格综合征人士表现出的孤僻个性（这可能是因为社交焦虑，同时也可能是因为精神独立），他们工作失败的可能性非常大。阿斯伯格综合征员工掌握着许多技能，这些技能实用、重要、具有创新性和市场价值，但那又怎样？毕竟老板才是给他们发工资的人。孤独症人群在日益壮大，职场设置和规则必须为这个群体做出一些调整。现状不容乐观，阿斯伯格综合征员工的经济状况总是不好，他们在竞争激烈的职场中将面临更多的困难。据说超过85%的阿斯伯格综合征人士没有全职工作。这种情况一定会影响他们的家庭和居住的社区，同时也会对他们的身体健康和心理安全感造成严重的不良影响。

这本书旨在提供一些资源，一方面帮助老板们适应这个不断增加的员工群体，另一方面也帮助这群员工求职应聘和保住饭碗。我们唯一能做的事情是弄清楚自己的优势是什么，并有效地加以利用。有阿斯伯格综合征的大多数人并不能认识到我们自己的优势，因为在我们一生中总是被告知这些特点是我们的缺陷——或者说我们听到的是矛盾的话。比如说，我们被告知要努力工作，但却因为缺乏社交技能而在工作中遇到挫折。所以，我们还需要了解的是，我们做的哪些事情对自己是不利的。

老板和公司一直以来都在压缩开支。节省开支的措施有：裁员，狭窄的开放式办公室，在无窗房间里使用节能荧光灯或者不提供全额补贴的医疗保险，这些安排让员工更加缺少安全感，工作环境也变得更不舒服。心理测试开始越来越多地应用于招聘和人员筛选的过程中，这导致职员之间有很高的同质性，同时公司招聘的风险得到降低。但这种应用的弊端是，职场中的人情味变少了，员工的个人情感得不到满足。普通人在这样的环境中工作尚且不易，更别提阿斯伯格综合征员工。阿斯伯格综合征员工对于社会交往和周围的环境十分敏感，他们在遵守规则时常常感到困难。这些特点对他们的处境是雪上加霜，让他们在上述工作环境中感到更加难熬。

　　本书考虑了工作中的所有方面——"从事一项工作"不仅仅关系到工作本身，还涉及穿着、饮食、工作环境怎么样，老板行事风格怎么样，同事相处得如何，等等。除了工作任务本身以外还有太多的内容。许多阿斯伯格综合征人士只愿意处理完工作任务然后就赶紧回家，但生活并不是这么简单。我希望能拥有一种神奇的魔法保证所有人都顺顺利利，但人性复杂，要控制人的行为太难了，除非是最直接和最极端的情况。我们要讨论的许多问题本质上是微妙的——很微妙，有时又非常棘手，可能带来真切的严重后果。认识到我们之间的差异非常重要，同时也要意识到这个特殊群体经历的一些不公平现象。这种不公平在工作中可能表现为遭到排挤、语言攻击甚至是身体侵犯，而主管常常对这些事情置之不理，这些都是因为他们对不同于自己的人怀着固有偏见。

▶▶ 阿斯伯格综合征：一种孤独症谱系障碍[1] ▶▶

　　孤独症不是一种疾病，它是一种神经系统障碍，现在被广泛认为是一种基因和环境因素共同导致的结果。虽然孤独症的真实成因还存在着许多争论，但有一点是确定的：被孤独症影响的人的数量在大幅增多。美国疾病控制中心（The Centers for Disease Control）已经

1　英文是Autism Spectrum Disorder。

确认了孤独症现在的发病率为百分之一（100人中有1个患者）。不到20年前，孤独症的发病率只有万分之一（1万人中有1个）！这类人群大量增加的原因只有一部分是孤独症诊断的时间和方式的变化导致的。这些人都有孤独症谱系障碍，从低功能孤独症（更严重、更典型）到高功能孤独症（High Function Autism，简称HFA），以及最温和的种类阿斯伯格综合征（Aspergers＇Sydrome，简称AS）。

　　不管你去问谁，HFA和阿斯伯格综合征的区别微乎其微。许多人认为二者的区别在于IQ（智力），但我也见过一些非常聪明的HFA人士。诊断孤独症的方法本身并不是科学严谨的，通常我们通过症状表现来定义孤独症，这个过程难免会掺杂一定的主观判断。当我在写下这些话的时候，人们还在争论着是否要废除阿斯伯格综合征的整个诊断标准，并将它分类到孤独症下。不管这种情况会不会发生，HFA人士所经受的处境、面临的挑战都是独特的，应当继续作为研究和救助的对象。另一点需要意识到的是，随着时间推移，经过饮食的调理，年幼的孤独症儿童在家人、医生和支持团体的努力下，可能不再属于孤独症，但是仍会保持阿斯伯格综合征的一些特征。为了简洁，在本书中我们使用阿斯伯格综合征来表示孤独症谱系障碍中高功能（high function）的人。

　　读者们会发现，我在本书的通篇提到阿斯伯格综合征时有时说"我们"，有时说"他们"。需要说明的是，我非常清楚我笔下写的什么，同时也清楚我的经历和其他人的经历并不完全一致。如果一味宣称我们有同样的优势、缺点和经验，这将大错特错，并且流于肤浅。由于在相关问题中，存在着不同的主题，主题之间又有关联和相似性，所以我不希望在本书中做一刀切的处理，或者让读者认为我的观点就是临床标准。有时候当好心的人提到我们的时候用了"他们"这样的字眼，我会感到无礼。但不幸的是，这起不到什么作用。我希望这种关注能远离我而转向别的人。

你可以利用网络毫不费力地在《精神疾病诊断和统计手册（第四版）》（DSM-IV）里找到阿斯伯格综合征的诊断标准。但这并不能让你直观生动地理解阿斯伯格综合征。通常患有阿斯伯格综合征的人极其聪明。他们常常在一个或者更多的领域里表现出专业技能。对社交接触表现出"或战或逃反应"[1]，让他们显得反社会、不友好或者像受到了惊吓。他们总是在周围有人时感到不自在，在言语交流上有障碍，并且表现出笨拙的社交行为。他们有时候会自言自语或者模仿别人对他们说的话。他们可能时不时会缄默和害羞。有时又相反，在谈论自己感兴趣的事物时他们也会滔滔不绝。由于他们不能很好地理解社交信息，因此常常会忽略其实没有人对他们的话题感兴趣，所以会不停地说下去。阿斯伯格综合征还有一些外在特征，比如肌肉无力、弯腰驼背或者回避眼神接触。本书会讨论他们为什么会有这些表现。阿斯伯格综合征常被谑称为"极客综合征"，但他们并不总是如此。他们有时候也会非常酷，表现出魅力，有艺术气质，或者显得十分古怪。这些表现在不同个体和性别间有所差异。

芭芭拉·尼克尔斯博士（Dr. Barbara Nichols，南亚利桑那成年

---

1 或战或逃反应（Fight-or-flight response），心理学、生理学名词，为1929年美国心理学家沃尔特·坎农（Walter Cannon，1871-1945）所创建，他发现机体经一系列的神经和腺体反应将被引发应激，使躯体做好防御、挣扎或者逃跑的准备。——译者注

阿斯伯格综合征协会的创始人）用平实的语言进一步描述了什么
是阿斯伯格综合征：

> 阿斯伯格综合征常常想要社交，但是他们几乎不
> 可能弄清楚如何在社交情境中表现得当或者维持社交关
> 系。他们在书面阅读和理解肢体语言、面部表情、声调
> 或者俗语方面有困难。他们就像来自外星球一样，搞不
> 懂手势和谈话中微小细节的含义。他们弄不明白人际交
> 往中约定俗成的规则。他们插进正在进行的谈话时会觉
> 得尴尬，他们说自己不知道应当如何切合主题地加入讨
> 论。除了上面提到的这些表现，阿斯伯格综合征人士还
> 有一个很长的症状清单，包括焦虑、抑郁、强迫症、多
> 动症、抽动障碍和学习障碍。把上述这些整合在一起，
> 你就能更清楚一个阿斯伯格综合征人士该是什么样。他
> 们苦恼于睡眠、饮食、消化和感知上的问题，这些问
> 题加在一起让他们难以融入社会环境。除此以外，许多
> （也许是绝大多数）阿斯伯格综合征人士都有在学校被
> 欺负的经历，还患上了创伤相关的心理障碍。大多数时
> 候，他们在工作场所遭受排挤，甚至更糟的情况下，他
> 们还会受到嘲弄。对他们而言，孤独感如影随形。
>
> 但阿斯伯格综合征人士有他们自己的优势。他们可
> 以高度专注于一件事，具有无人能比的坚韧性。他们能
> 记忆大量的信息，轻松学会一门语言，成为有天赋的科学
> 家、音乐家、技师和史学家。他们和人相处时感到不适，

但他们非常喜爱知识性的信息。历史上的阿斯伯格综合征人士不乏其人。阿尔伯特·爱因斯坦、亚历山大·格雷厄姆·贝尔、托马斯·爱迪生、艾萨克·牛顿公爵都被认为患有阿斯伯格综合征，而他们只是其中的一小部分。最近，演员丹·艾克罗伊德声称自己也被诊断为阿斯伯格综合征。当他们意识到自己并不是低人一等，而是比普通人更优秀且不同于普通人的时候，他们开始欣赏自己和自己具有的非凡能力。然而世俗还没有接受他们。他们还需要在生活中找到自己的位置，只有那些足够幸运的才有机会变得出色，并做出卓越的贡献。（2009）

尽管具有这些优秀的特质，阿斯伯格综合征人士还是常常很难找到工作或者保住饭碗。主要的原因可以总结为：

★ 社交能力差

★ 沟通障碍

★ 对环境过于敏感

★ 不懂得利用他们天生的才能和兴趣

在工作场所里，"他们因不遵守社会规则而常常被嘲弄、攻击或者排挤"（Hendrickx，2009），直到他们被真的"赶走"——要么被解雇，要么自己忍受不了决定辞职走人。结果呢，许多阿斯伯格综合征人士的简历是"缝缝补补"的：大量从事不同工作的经历和工作之间的间歇期，或者是长期在一个甚至好几个领域里自谋职业。不过，这种经历对老板和阿斯伯格综合征员工来说都是一件幸事，因为丰富的工作经历通常给员工带来多种多样的实用技能。重要的是，老板不会误解员工缺乏工作热情才会不断换工作。事实上，不会再有比阿斯伯格综合征员工更勤奋的人了。阿斯伯格综合征员工缺乏的仅仅是：了解阿斯伯格综合征并了解自己需要从老板那里获得什么？找到一个老板，既愿意倾听员工需求，又愿意对工作做出一些关键性的简单调整。

这本书会帮助阿斯伯格综合征员工理解自己的需要并表达出来，同时它会告诉老板们满足阿斯伯格综合征员工的需要其实很简单——通常他们只需要做得更少，而不是付出更多。

在七个多月里，超过50名成年阿斯伯格综合征人士接受了我的采访，他们来自许多国家，比如美国、日本、爱尔兰、英国、法国和澳大利亚。采访对象会描述他们工作时候的经历，成功的经验和失败的教训，以及如何在工作中取得成功。他们都有非常相似的经历和愿望，不论他们是高中毕业还是拿到了博士学位，也不论他们在什么样的阶层。除了搜集这些个人经验，我们也联系了其他的专家：心理学家、孤独症成因和治疗的研究者、政府残障福利部门、大学的残疾人办公室以及"阿斯伯格综合征人士教育—工作—学习"项目的创始人。他们提供了最新的研究结果、统计数据、法律条文、相关项目和其他涉及阿斯伯格综合征所有方面的信息——尤其是涉及工作的。我想要感谢所有人的参与，特别要感谢的是以下几位：

尼克尔斯博士，感谢她慷慨地提供了专业指导；罗杰·N.迈尔，感谢他在最后定稿的时候给了我莫大的鼓励，这在当时是我迫切需要的；还有天宝·格兰丁博士，她的善良心地和聪慧才智令人钦佩不已。

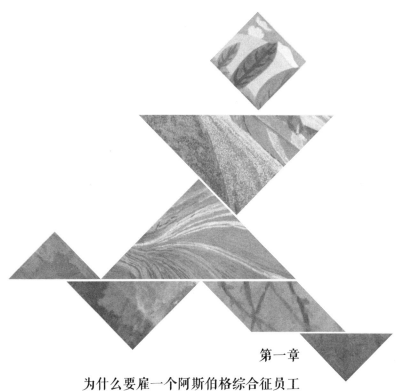

第一章

为什么要雇一个阿斯伯格综合征员工

▶▶ 阿斯伯格综合征在工作场合的优势 ◀◀

人们都问："为什么我要雇一个需要特殊照顾的人呢？"

第一点是，谱系内人士的数量上升很快。所以大公司或特定领域不可能完全拒绝雇用阿斯伯格综合征员工。有专家指出，因为日益增长的阿斯伯格综合征人群，对公司领导进行阿斯伯格综合征意识培训是很有必要的，就和在办公场合防止性骚扰的培训一样有必要。

第二点，阿斯伯格综合征人士也需要一份稳定的工作，因为他们在美国很难申请到财政补助。在美国大多数州，要已经确诊的智力障碍，才有资格申请州或者联邦的资助项目。同样，针对阿斯伯格综合征人士或者其他孤独症谱系障碍的职业支持项目也非常少。

第三点也是最重要的一点，比起阿斯伯格综合征人士的判断力方面的缺失等弱点，阿斯伯格综合征群体也是一个非常有天分的、有能力的群体。

说到阿斯伯格综合征群体的天分，首先是专注和勤勉。阿斯伯格综合征人士以能长时间地专注于工作著称，且不需要监督或者鼓励，我们都是勤劳的员工。关于这一点的消极的一面，是我们可能会沉迷于错误的事情或是我们太沉迷于一件事而忽视了其他事情。如果我们沉迷的事情不是我们的职业，阿斯伯格综合征们甚至会忘了赚钱谋生。

其次，我们都以工作为荣，不管是多么平常的工作。我们会谨慎负责地完成每一件工作，同时，因为我们工作不以赚钱为目的，我们会因为真心的热爱而工作，而不是为了高收入或者是养家糊口。如果工作没有意义，我们的热情也会衰减。

第三，我们很在意别人的看法，很喜欢取悦人。我们极力地融入群体，我们会尽全力去努力工作，得到表扬。

第四，独立而独特的思考。我们总是能按自己的节奏工作。我们习惯于花大量的时间独处，沉浸在我们独特的思维里。我们有如此与众不同的大脑。虽然具有团队合作精神可以为职场加分，但一个特立独行的人可能更有创新精神。

第五，更高的流体智力。日本科学家最近发现阿斯伯格综合征儿童有更高的流体智力。流体智力是在混乱中发现其中的意义并有解决的能力，但是，我们没有更高的晶体智力，就是运用已经获得的知识和技能的能力。我们可能有更强的第六感，可能在某些领域是天才，但是我们可能不知道一些大家都知道的常识。

> 我老板称我为公司的疯子天才，他说，他是充满善意地这样说的。
>
> ——刘易斯，历史学学士，51岁，失业

第六，视觉性的、三维性的思维。有些阿斯伯格综合征人士的思维方式非常的视觉化，这也许会给他们工作带来数不尽的创造性的思考。天宝·格兰丁，《用图像思考：与孤独症共生》的

作者，可能是孤独症谱系上最著名的视觉思考者。她能够在头脑里想象大型工程，画出蓝图，并在它们实际建造出来之前在脑海里准确测试运行她设计的东西。

第七，注重细节，有时候过分追求完美。这能确保出色的工作表现，另一方面，我们可能会花很多时间在工作上，比老板或同事所期望的还要多。

　　我沉迷于顾客之间的对话，记下了过于详细的笔记。

　　我电话打得很长，但我的工作也是最棒的。

　　　　　　　　　　　　　　　　——米娅，40岁，失业

第八，诚实。不要低估能够理性地而非感情用事地说出"皇帝没有穿衣服"这种话的价值。虽说很多时候人们并不愿意听大实话。这可能会让一个人不受欢迎，有时候这样说话显得野蛮、不计后果。

第九，理性而非感性。虽然说阿斯伯格综合征人士非常敏感，但多数时间我们的大脑都像计算机一样运转。我们很擅长这样的思考方式。我们解决问题的时候条理非常分明。当然，也有时候，甚至在工作中，更具感情投入的回应也是需要的。

思考

　🔲 你或你的员工的优良品质是什么呢？

　🔲 你目前发挥了自己的优势吗？

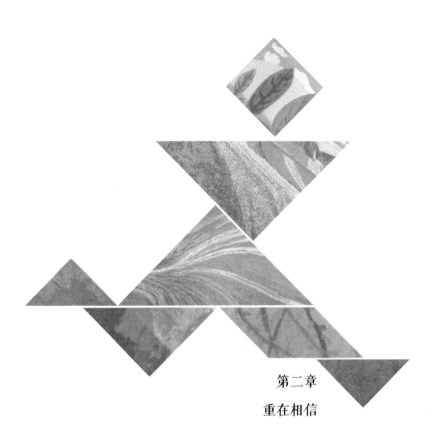

第二章

重在相信

社会上的大众对孤独症所知甚少，更不要说什么是阿斯伯格综合征了。他们不知道它如何存在、有些什么表现，如果人们听说一个聪明迷人的人自称是孤独症谱系上的人，他们会被吓到，好似我们经常对自己说的那样。虽然有一些阿斯伯格人士症状更重，另一些却很难被看出来。如果只接触一小段时间，许多阿斯伯格综合征人士都看起来完全不像孤独症人士，他们完全正常。但许多人（包括我自己）都说伪装成正常人让他们精疲力竭，而且很难长时间保持。在他们状态好的时候，没有人会猜他们有孤独症方面的问题，即使我们表现得"不正常"的时候，人们也不会想到孤独症。笨拙、粗鲁、紧张、害羞、奇怪、迟钝、傲慢，这些都是我们经常被贴上的标签。

虽然有时候我们的行为举止、表情、步态有明显的异常，但通常来说，你很难一眼看出一个人是不是有阿斯伯格综合征。所以，它也被称为"隐形综合征"。特殊的行为偶尔才会出现，通常有社会或环境的应激因素。

如果你是一位老板，你可能因为一些员工出色的技术、出类拔萃的简历或者优秀的品质而雇用了他们，但随着时间流逝，你可能对他们产生怀疑。他们看起来缺乏常识，也缺乏与人交往的技能。他们可能是最有效率、最努力工作的员工，但有时，他们也最容易伤人感情。他们可能因"不合群"而出名。你越和他们谈这些问题，他们可能越退缩，越闷闷不乐。这时你可能会困惑、怀疑，猜他们是不是在面试的时候说了谎。你可能想他们并不喜欢他们的工作。但这通常并不是原因，社会和环境因素才是。你继续读下去就会知道具体是哪些原因。

▶▶ **关于面试和第一印象** ▶▶

阿斯伯格综合征人士通常会出现两种情况，他们可能会在面试中表现得很差，不能得到和他们能力相匹配的工作，或在面试的时候表现得非常棒，能非常轻松地得到工作。面试时候人们看到的是短时间的表现，而保持工作是一件更困难的事情。有的员工在面试的时候有非常耀眼的表现，但过了几天或几周，你就会想为什么他们会表现得不一样了。多数阿斯伯格综合征人士同意这个说法——"熟悉反而容易被轻慢。"随着时间的流逝，他们的阿斯伯格综合征行为会逐渐被人看出来，而同事们的反应也可能会从困惑到高人一等、到愤怒，都有可能。阿斯伯格综合征人士必须非常努力，才能显得职业化，温文尔雅，并在学术和事业上取得成功。有可能他们看上去"正常"，或者取得一定的成就，但这并不代表他们没有阿斯伯格综合征或者他们没有努力奋斗。有一些在阿斯伯格综合征研究和教育领域的领袖非常聪明，能言善辩，但他们小时候也曾被诊断为阿斯伯格综合征，甚至是典型的孤独症。但这是经过了无数的努力才取得的成就，比如观察、家人朋友的支持、心理治疗、专业机构的帮助、阅读、研究，等等。终于，他们看起来和普通人一样了。但这对他们是相当不容易的。而且依然有一些情境，他们需要很努力小心才能看起来和别人一样。

在许多人的眼里，"残障"应该是显而易见的东西，
是可触摸的、悲哀的。但是阿斯伯格综合征并不属于此
类，除了知道这个名词，许多老板并不知道阿斯伯格综合
征具体代表什么，就像前些年人们忽视诵读困难症一样。

——肖恩，29岁，英国，影视专业学生

阿斯伯格综合征人士经常碰到的一种情况是人们并不认为他
们有孤独症谱系方面的障碍，或者是觉得他们的努力和其他任何
普通人都是一样的。马哈利，一位居住在加拿大的阿斯伯格综合
征教育工作者曾经说：

有一种我时不时就会听到的说法是："你看起来
没有阿斯伯格综合征"或者是"看起来不是那么糟糕
啊"，也许这是好事，但有时候这让人有一种无价值
感，一种对我的个人经历和努力的不尊重。在这后面是
无尽的努力的结果，如果你知道我所付出的各种努力：
各种筹划，阅读各种资料，学习，分析，处理加工，交
叉分析，然后把这一切按我自己的方式放在一起，我指
的是，每一件事情，你可能才会明白我要做很多工作才
能完成我现在做的事。（2009）

美国精神病学会直到1994年才承认阿斯伯格综合征，在此之

前，阿斯伯格综合征要么被漏诊了，要么更糟糕，被误诊了，并用了利他林[1]之类的药物来治疗他们并不存在的症状。他们不会得到理解、支持，或者现在年青一代的阿斯伯格综合征人士所得到的训练，成年阿斯伯格综合征人士必须用不屈不挠的勇气和独创的方法来面对生活中碰到的重重难题。这会向你展示我们所拥有的力量、智慧、适应能力和解决问题的能力。现在，许多成年阿斯伯格综合征人士终于得到他们人生中第一个正确的诊断，不管他们才刚刚过而立之年或者已经是垂垂老矣，他们终于可以如释重负，知道他们并不是不随和、疯狂，或者是孤独的。他们终于有了一个可以准确概括自己的名称。

▶▶ 关于诊断 ◀◀

如果一个人没有被医生确诊（比如说他们是自己给自己诊断的），不要觉得他们没有尝试。

在美国，诊断费用非常昂贵（800~2000美元），而且经常不包含在医疗保险中。

我写这本书时采访过的人中有一半都没有医保。

诊断必须是由有经验的医生开出的。如芭芭拉·尼科尔斯（Barbara Nichols）医生所说："医生必须知道关于这种综合征的全方位的知识，并将它作为一种整体的图画，而不仅仅是把它看

1　英文名Ritalin，中枢兴奋药。适用于消除催眠药引起的嗜睡、倦怠及呼吸抑制。近年来用于治疗小儿轻微脑功能失调。

成一连串的独立图画。"但现在这个领域的专家屈指可数。

对成年人来说，诊断更加困难。当一个人成年了，阿斯伯格综合征症状就更难诊断，而且诊断需要家属的参与。如果家属回忆不起来或者否定几十年前的事情，就不能做出准确的诊断。

老板、热心人士、家人都不要怀疑这个诊断，这一点很重要。虽然我相信，有一些人的自我诊断是错的，但如果他们也具有阿斯伯格综合征人士的特质，那么这些应对的方法也会有效。另外很重要的一点是，你不要怀疑阿斯伯格综合征们的适应能力。被误解、被怀疑、忽略我们的积极品质、责备我们的"缺点"，都是我们经常碰到的。

▶▶ **给员工的建议** ◀◀

◆ 把"你看起来并没有孤独症之类的问题呀"之类的话当作一种表扬而不是一种攻击或者是忽略。他们这样说是因为你看起来有能力、合群、聪明。如果你选择隐藏你孤独症的秘密，这绝对是你想要的结果。如果你选择公开，这样你就尽了你的一份力告诉世界阿斯伯格综合征是什么样子。

◆ 如果你还没得到准确的诊断，不要放弃努力。这样你才能得到法律的保护和其他便利。

◆ 不要责备你自己有这方面的问题，也不要把其他人因为你不同产生的罪恶感变成你自己的感觉。学会管理自己的行为。

▶▶ **给老板和热心人士的建议** ▶▶

◆ 虽然误诊或者不正确的自我诊断的可能性是有的，但我在这本书做调研的时候得到的经验是，绝大部分自称有阿斯伯格综合征的人认真地研究了这方面的知识，相信他们自己的情况符合这个症状的描述。没有人仅仅为了得到特殊的关注或者一些特权而想变成阿斯伯格综合征。它如此准确地定义了我们自己，你必须承认它才能解释我们特殊的行事方式。很多次我们都被我们的朋友、家人、爱人和想帮助我们的人责备，说我们把阿斯伯格综合征作为一个"拐杖"，但这并不是我们的借口，而是我们如此行事的原因。

◆ 如果你招进来的员工的表现迅速变差，不要觉得他们撒了谎或者没有如实地陈述他们的能力。相信他们依然是自信能干的员工，只是因为一些环境或者社会的原因掩饰了他们的才华。这本书接下来会详细地描述哪些因素会影响他们发挥自己的才华，如何恰当地和他们相处。

思考

🔹 描述阿斯伯格综合征对你意味着什么？

🔹 什么是阿斯伯格综合征？

🔹 你对它的感受是什么？

🔹 你之前对阿斯伯格综合征的印象是负面的吗？

🔹 你有没有看到它的一些优点呢？

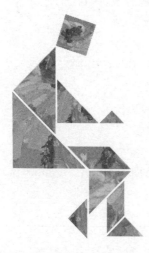

Asperger's on The Job

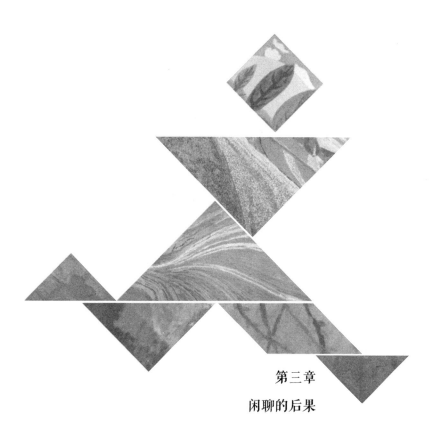

第三章

闲聊的后果

同事们会在老板发现之前很早就发现，阿斯伯格综合征人士不擅长闲聊。在我为写这本书做研究的时候发现，所有受访者都有一个共同点：他们不知道如何在工作场合社交。有人曾经尝试过，但失败之后就放弃了努力。还有许多人觉得他们没有必要参加工作中的社交，因为他们觉得那对于他们的工作表现是没什么用的。

至于为什么阿斯伯格综合征人士觉得闲聊困难，是有一些原因的。首先，我们做事很实际，且兴趣狭窄。如果不是自己的观点，谈论那些有什么用呢？其次，虽然普通人觉得社会互动让人感觉安全，阿斯伯格综合征人士却觉得社交是一种危险的行为，人群会刺激我们的杏仁核[1]（激起"或战或逃"反应）。对我们来说，想要轻松地和周围的人闲聊是一种挑战。所以对阿斯伯格综合征人士来说，成为火箭科学家可能容易，但闲聊和社交技巧是不能掌握的秘密。

> 闲聊对我来说很要命。我要和他们谈小孩啊，男朋
> 友啊，购物啊，八卦啊。我试过，但我变得精疲力竭，
> 也很厌恶这些，所以不能谈下去。
>
> ——艾莉森，39岁，学士学位

1　杏仁核，附着在海马的末端，呈杏仁状，是边缘系统的一部分，是产生情绪、识别情绪和调节情绪，控制学习和记忆的脑部组织，而且研究发现，幼儿孤独症似乎也与增大的杏仁核有关。

阿斯伯格综合征人士去工作的时候就仅仅是工作。他们没有打算去赢得一场受欢迎程度的比赛。不幸的是，他们发现人们不仅期望他们在工作上表现好，同时也期望他们在社交上取得成功。许多人表示说他们需要理解"你好，我是阿斯伯格员工"或"隐藏的日常工作安排"，他们工作不顺利是因为他们社交上的无能，而不是他们的实际工作表现。虽然有一些阿斯伯格综合征人士随着时间流逝学会了一些社交技巧，但没有阿斯伯格综合征人士生下来就知道这些。一个阿斯伯格综合征人士可能会滔滔不绝几个小时谈论他们喜欢的话题，但当谈到当地球队或天气的时候他们就很笨拙了（除非这也是他们的特殊兴趣之一）。

如果阿斯伯格综合征人士是和兴致相投的人在一起工作（比如和有共同兴趣的人在一起），这就不会有问题。比如说在大学里的年轻阿斯伯格综合征人士或者说在更宽容的高科技的专业公司工作的人。但当他们从大学毕业或者说换工作时，他们可能就会经历这些问题。

阿斯伯格综合征人士可能觉得闲聊没什么意义。一些细节，比如说"你好"，看起来很傻很烦人。我们没有意识到我们拒绝这些礼节可能伤到其他人。闲聊可以给我们提供线索：谁进来了，谁出去了，谁比较酷，谁比较受欢迎。我们中许多人在学校并不受欢迎，在工作场合更是如此。

当他们谈论个人的事情的时候，很明显地体现出谁在

哪个派系，谁喜欢谁。我感觉这些闲聊创造了一种非正式
企业文化。

　　　　　　　　　　　　　——黛安，微软公司员工

　　社交是很艰难的，特别是会议，更是一种折磨。不管是两个
人、几个人，还是开大会，都会让阿斯伯格综合征人士感到拘束、
羞愧、不舒服、大汗淋漓。特别是中场休息的时候，人们纷纷离开
去说悄悄话，或者让阿斯伯格综合征人士必须在会上发言。

　　当我问他们工作中最困难的部分是什么的时候，他们说：

　　　我完全不知道怎么闲聊，我能做好介绍，或者是公众
　　演讲，但我不知道怎么闲聊，更糟糕的是，有时候我完全
　　被误解了。

　　　　　　　　　　　——沃尔特，自由职业者，钟表匠

　　　社交很讨厌很烦人，是可怕的噩梦。闲聊也很困难，
　　特别是话题关于性、个人批评、戏弄人或欺负人。

　　　　　　　　　　　　　　——朱利安，英国职员

　　闲聊可以是非常小的一个话题，比如用像其他人一样的语
气说一句"最近怎么样啊？"有时候，闲聊不需要语言，举起手
大声鼓掌啊，重重地敲啊，都是闲聊的一种形式。如果不知道怎
么正确地应对这些，你会觉得很不舒服。如果你不理解我说的这

些，请看下面这个例子：

如果中文不是你的母语，那么这一套符号对你就是陌生的。在中文里"你好"意思是说"hello"。如果你知道了这个词，你还要继续学如何正确地发音。但不管你如何努力，人们还是会识别出你的外国口音，知道这不是你的母语。

阿斯伯格综合征人士往往因为不能和其他人融洽地沟通而被人孤立。我们不知道，为什么那些明显的虚伪欺诈的人比我们更受尊重，或者说，聊天这个阴影会是这样：

当人们期待我和他们聊天的时候，我没有这样做。人们觉得我和他们疏远，不尊重他们。

——斯科特，40岁，边防人员

我的就业辅导员劝我说，我应该试着去理解人们喜欢社交的各个方面，她甚至说，我应该假装试着融入。我回答说这么多年来我一直尽我最大的努力随时随地去试着融入，但是这样像是一个骗子，而不是一个堂堂正正的人，所有人都期望你这么做，特别是在工作场合。这深深地伤害了我，我不能再坚持下去了。

——艾莉森

阿斯伯格综合征人士经常被描述为毫无幽默感的人，幽默也是闲聊的一个成分，一种打破僵局的好方法。有时候，我们不能即时地理解一些幽默的评论，因为我们仅仅从字面上理解它，而它偏偏并非眼前所示（明修栈道），却实在别有深意（暗度陈仓）。我们喜欢离奇的、讽刺性的幽默，要么是无礼的，要么是能启发思考的。简单地说，他们也常常误解明显的幽默，或是好长一阵才反应过来，因为阿斯伯格综合征人士习惯过度分析。结果是，一个很聪明的人看起来毫无幽默感，而且非常迟钝。

> 我从来不觉得任何笑话可笑，笑话都是些陈词滥调。但不幸的是，工作场合充满了这种笑话。
>
> ——艾莉森

当一位阿斯伯格综合征人士试着交谈的时候，他常常武断地掌控话题，聊自己特别感兴趣的东西，而不管其他人是不是觉得很无聊，不感兴趣。

> 就在几天前一个人说起直径，然后说到 π 和它在数学中的应用，我说 π 等于3.141592，周长等于 π 乘以直径。"我们不需要被教育。"他们说。
>
> ——约翰，54岁，工厂工人

他们也喜欢用一些文雅的词汇，过于正式地说话。我们常常在年幼的阿斯伯格综合征人士身上发现阅读早慧（超出年龄的阅读能力）（Cook，2009），即使他们学会了适应，他们也常常保留了与众不同的说话方式。

我现在33岁。我是在最近4年才学会参加闲聊，我甚至有时候会诅咒这诅咒那，但那不是真实的自我。有人围绕我的感觉很舒服。

——布莱恩，工厂工人

阿斯伯格综合征人士是想和其他人保持联系的，他们只是不知道交流的技巧。但社会习惯是能被习得的。随着时间流逝，大脑能够长出新的神经通路，最终我们能够形成新的理解。

在我工作一年后，这些社交的东西，特别是闲聊，我掌握得比以前好多了！无论是问顾客"我能帮你做什么吗？"或者是和同事、和顾客交谈都是很好的练习。这份工作我已经做了两年了，我现在是一个自信的人。

——杰夫，22岁，商店店员

但即使一个人一直没有学会闲聊的技巧，也不一定是坏事，他可以有更多的时间专注在工作上。

我每周在幼儿园工作12个小时，我觉得能不和同事进行不必要的闲聊挺好的。

——里安娜，年轻妈妈

▶▶ **给员工的建议** ▶▶

因为社交原因和或战或逃的社交应对策略，阿斯伯格综合征人士和人一起工作的挑战就如恐高症的人坐飞机一样。这种感觉在程度上有区别，但其中都有一种类似的恐惧：这不会起作用。但在恐惧和愤恨之外，我们仍然需要和人打交道。

◆ 反思一下你对寒暄的反感和过往的经历。这种反感可能一部分出于你自己不知如何应对的排斥心理。

◆ 你要意识到，闲谈不一定真的要说什么才思敏捷的话。就简短地交谈一下，都是可以接受的，不一定要谈论天气或者是体育运动。

◆ 不要随意下论断。这是真理，也适用于你。因为你不是"没有大脑的闲谈者"，也没有必要搅和进去。如果你的同事觉得被你随意下论断了，他们会不喜欢你。

◆ 如果你觉得窃窃私语让你受不了，试着提高音量或者是换个话题。但不要表现得傲慢无礼或者迂腐地卖弄学问。

◆ 阿斯伯格综合征人士通常喜欢任何事情都靠自己的力量去解决，但在需要的时候你可以寻求帮助，不管是社交技巧帮助、工作坊、或是相关的图书，比如《隐藏的课程》（*The Hidden Curriculun,* Myles，Trautman，& Schelvan，2004），你可以从这些图书中学习表情、语调、身体语言方面的知识。

◆ 许多阿斯伯格综合征朋友都能通过写作得到很大的放松和对自我身份的认同。用文字把自己的思想表达出来，能够帮助你坚定对自我价值、智力和存在感的信任。假以时日，你的自信心会逐渐增长，并和其他人分享你的认识。

◆ 不要对生活感到厌倦。世界的模样90%取决于你观察的目光。是的，你有阿斯伯格综合征，但是你仍然能在这个世界上生活，并用你与众不同的内在做一个对群体、对社会、对老板有用的人。你越看到别人的优点，别人对你的态度越友好。

◆ 你可能在圣诞晚会或是其他工作聚会到来之前几周就开始焦虑。你可能想去，但又害怕，但如果你不尝试的话，你会后悔的。记住，社交需要练习以及一些训练。在穿戴方面，你可以询问别人怎么打扮是合适的。除非你有足够的把握，否则不要一个人去。带一个信任的朋友或是伴侣。另外，不要喝太多的酒！因为酒后容易失言。如果你容易说错话，就更不要喝酒了。

▶▶ 给老板和热心人士的建议 ▶▶

我写这本书的时候访问过的人说：因为他们的社交困难，他们被称为"笨蛋"、"没用的人"。但他们不能很好地谈论橄榄球比赛的结果或是热情地讨论美国偶像并不意味着他们是笨蛋。

◆ 耐心，多花一点时间去和他们谈论他们的兴趣、他们的工作，然后你会坚定你最初的想法，他们是聪明的人，这也是你最初雇用他们的原因。试着用他们的沟通方式和他们对话。

◆ 接受他们是关键的。如果我们感觉我们是被接受的，我们就能更放松，并更好地交谈。

◆ 你不是在进行受欢迎程度的竞赛。你是在做生意。社交技能，除非这是这个职位必需的要求，否则就不用对这方面进行要求。不要给阿斯伯格综合征人士在社交上更多的期望和压力。

◆ 公司为了团队建设进行的娱乐活动对阿斯伯格综合征人士是一场噩梦。但如果这个活动是有目的的，有可以关注的东西，或是能吸引他们的有挑战性的活动，阿斯伯格综合征人士会感觉更轻松。

◆ 除非出去玩有乐队演出这样可以观看的节目，或有科技展、锦标赛，或是看谁能快速解开魔方，否则他们不会去。如果只是一般性的闲谈或是放松反而会让他们更紧张。

◆ 通常阿斯伯格综合征人士都不习惯会议的环境。如果他们必须参加，如果可能的话，让他们通过书信的方式参与。

思考

　🎁 你对工作场合的社交和闲谈的作用是怎么想的呢？

　🎁 你认为其他人是怎么克服这个困难的？

　🎁 列出你想出来的策略，以便提高你在工作场合的社交技能。

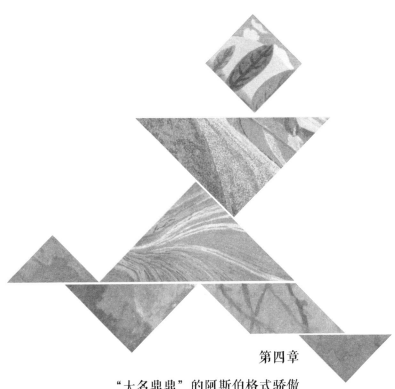

第四章

"大名鼎鼎"的阿斯伯格式骄傲

有人说阿斯伯格综合征人士的直言不讳是在"揭示残酷真相"。也有人说他们那是"赤裸裸的坦诚"。不管你怎么看，阿斯伯格人群有种无法抑制的冲动去传递信息和知识，而且往往无法正确预知听者的情绪反应；更会因此牺牲好人缘，只因他们就是要宣传自己的理念。

你要是问一个阿斯伯格综合征人士对你的新衣服、新车或者随便什么东西有什么看法？准备好接受残酷的真相吧。问他们觉得你做生意的方式怎么样？同样给你诚实的答案。直言不讳可能会冒犯他人，尤其是听者认为阿斯伯格综合征人士是故意伤人的情况下，更是这样。友情、工作，都可能会因此丢失。其实，阿斯伯格综合征人士并非不在乎别人的感受；事实上，他们反而是过度敏感的。

当他们发现自己伤害了别人的感情时，会觉得大受打击。但他们却是真心想说真话，做实事，不玩手段。到底为什么要粉饰语言呢？阿斯伯格综合征人士可能常被人说"抱怨太多"、"指手画脚"。但阿斯伯格综合征人士的天分也在于此。他们是完美主义者。他们永远在寻找更好的做事方法。不要将这点当作责难的把柄，学会利用这点来为公司添彩。也许阿斯伯格综合征人士喜欢揪着一个点不放，喜欢完美，发现不完美的地方就会指出来。能不能将指正做到圆融不露痕迹，取决于我们是否能很好地意识到当时身边人的反应。鉴于阿斯伯格综合征人士大多数是一根筋，我们很可能注意力全在那件事上，而忽视我们的话会引起别人怎样的反应。如果你告诉阿斯伯格综合征员工他太爱挑刺了，他可能会很震惊，因为他从没觉得自己在挑刺——他不是只是在帮忙找解决方法吗？而且还不只是为他自己，是为大家好啊。他们觉得那是一种积极的态度，而抱怨挑刺的人是那种只说不做的。他们也会因为被误解而感到惊讶和受伤。因为他们觉得自己的目的明明很显而易见，所以你应该很容易明白。他们也会怪罪自己没有表达清楚。

如上文谈过的，因为感官问题他们会比常人注意到更多东西：温度、声音、光、触感，等等，这些将在之后章节再详细叙述。

如果他们觉得你的方式是对的，他们很愿意乖乖服从，但如果他们觉得有更好的方法，那一定会说出来。他们往往不会给自己的意见裹上糖衣，而会直说"我有个更好的办法"，或者更要命的，"这法子太蠢"。这种行为会给阿斯伯格综合征人士带来爱炫的坏名声，但要知道，阿斯伯格综合征人士这么做不是出于自私的动机，他们只是想帮忙。尤其是女性，社会期望她们委婉圆滑，期望她们很清楚别人对自己的看法，但阿斯伯格综合征女就和阿斯伯格综合征男一样天生直率。只不过社会化过程、他人的期望以及年复一年的经验也许能让我们稍微老练些。这是我们被迫学习的，而不是本心想如此的。

阿斯伯格综合征同胞、阿斯伯格综合征专业人员和了解阿斯伯格综合征的人戏称这种行为作"阿斯伯格综合征式骄傲"。这种傲慢似乎并非毫无来由。就像第一章提到的，日本庆应义塾大学（Keio University，School of Medicine）神经精神医学系近期研究发现，"阿斯伯格综合征个体比普通个体拥有更高的流动推理能力，表现为更高的流体智力"（Hayashi et al. 2008）。这或许能解释为什么阿斯伯格综合征人士常常觉得比身边没有相同智力能力的人要更为优越。如果这种能力没有得到认可，阿斯伯格综合征人士可能会感到不满足、无价值、不受赏识、心生愤恨。

▶▶　**给员工的建议**　▶▶

　　◆ 抑制你的说教冲动，除非别人询问建议或信息。万事通可不受人待见。有些工作氛围适合提出意见或交流想法（比如做研究），有些则不然（比如做保姆）。部分阿斯伯格综合征人士因为无法保住工作或取得学位而就任于相对"世俗"的职位，那他们应明白在此等环境下不会得到思想上的促进刺激，身处这些职位，他们异于常人的智力也不一定获得重视（详见第十七章）。

　　◆ 让（非谱系）人明白你的观点，最快的方式是不要老是直言相对。用间接、温和的方式表达或许更快速有效。我有个图像比喻挺实用。如果你把言语像射箭一样（直接）瞄准对方，人家很可能会闪躲。而假如你将言语像送礼一样（四面）包装起来，人家很可能愿意接受你的馈赠（即你试图传达的观点）。

　　◆ 直言不讳，可能有时是故意的，想就此切掉和人的关系。如果你有阿斯伯格综合征，请回顾过去，想想有没有哪次曾直言相向，只是为了摆脱对方。结果，可能如你所愿。那么，你现在有多少朋友？你想不想有更多朋友？你希望受人喜爱吗？如果是的，那么努力克制这个倾向吧，用你的同情心去化解。我绝不是让你说善意的谎言，但是下次某人给你看小孩照片时，在开口说小孩长得像尤达（《星球大战》中的人物）之前，最好先在脑子里过一遍。

◆ 克制自己的傲慢。我为写书而采访过的一些人都承认，自己确实有点高傲。这一点可能会得罪人。

◆ 要明白你可能在某些方面拥有较高智力，但在另一方面却不是这样。阿斯伯格综合征人士是很棒的，但觉得自己比普通人优越，可能会引起嫌隙。

◆ 搜寻记忆。看一看哪次你听取了别人的意见，让生活变好了；哪次你没有听取，让生活更糟了。

▶▶ 给老板和热心人士的建议 ◀◀

◆ 阿斯伯格综合征员工可能在某些领域拥有胜于他人的思考推理和解决问题的能力。好好利用！你手里捏着一把好牌呢。

◆ 不要嫌他们抱怨不止，或浇熄他们的想法，只是因为他们的表达方式直率、不够圆滑。听他们说的是什么，不要听他们是怎么说的。

◆ 让他们说完，而不是感到冒犯或反击。向他们征求解决某情况的办法，他们会因为被认真对待（而非草草打发）感到心花怒放。如果他们确实有道理，那就认可他们。

◆ 不要因为他们人缘不好，而打击他们出彩的想法。

思考

● 每次和人打交道都用心练习如何沟通，久而久之会越来越容易。

● 用心注意你的努力会带来什么样的结果。

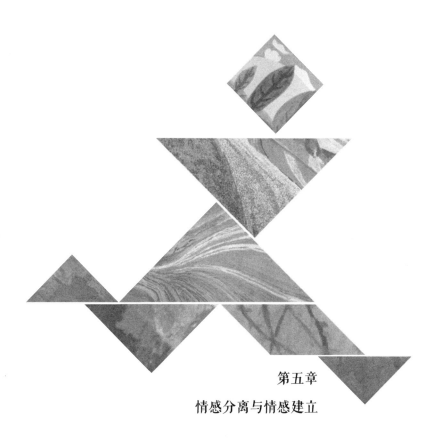

第五章

情感分离与情感建立

很多"重大失误"都是迟钝和直率导致的（虽然不总是这样）。这些是阿斯伯格综合征人士所独有的，也是许多阿斯伯格综合征人士回避社交的原因。他们不知道该说些什么，当他们终于说话了，却发现自己说错话了。

> 因为我看不懂别人的表情和讽刺挖苦，我很难看出别人对我说话时的蔑视。
>
> ——汉弗莱，失业，理学士

> 有些人尊敬我对学校的贡献，常常指导我。他们常常提醒我潜在的政治错误，也愿意在我陷入困境时帮助我脱离困境，但我很难读懂政治风向。
>
> ——斯蒂芬·肖尔，新英格兰阿斯伯格联合会主席，摘自《办公室的生存之道》（*Survival in the workplace*，2008）

> 办公室政治都很微妙，我能察觉到事情的进展，也能把握细节，但我不知道怎么玩这个游戏，所以我常常受伤害。
>
> ——迈克，法学学士，秘书

在私人关系中，职业界限非常让人迷惑。有些阿斯伯格综合征人士很难掌握哪些可以和同事讨论，哪些不可以。说错话常常让我们被误解。而被误解对我们所有人都是常见的折磨。我们常常从字面上理解问题，所以我们常常不知道我们所说的话可以有许多种解读。

> 我的同事在桌子上放了一碗坚果，我走进静悄悄的办公室，叫道"我想吃你的坚果！你的坚果看起来很美味啊！"直到最后，我就完全在说自己感兴趣的东西了，自说自话。
>
> ——米娅

因为我们自认是真诚的人，也很看重这点，所以我们自认我们应该被喜爱和尊敬，我们认为升职是应该基于我们的正直诚实，而不是我们的受欢迎程度。

> 我讨厌献殷勤，也不愿意屈尊去做这些事，我不会利用别人去达到自己的目的，我希望自己的劳动受到尊敬，不需要妥协牺牲自己的正直诚实去达到自己的目的。
>
> ——斯科特

阿斯伯格综合征人士总是理性地做事，而不是做社会期待、合乎情感的事情。当需要更有同情心的、富于情感的回应的时候，这个人却是情感分离的，他们就会得到一个"死鱼"的名声。阿斯伯格综合征们不能掌控富有情感的情况，也不能预测后果，而他们中的许多人（男性为主，因为这是一种男性特有的反应）会回避情感的表露或情感互动。

混乱：理智地面对生活，厌恶情绪化的场景，加上很难表达自己的想法，经过生活的熔炼，最终变成斯波克先生（电影《星际迷航》中的人物）。

虽然阿斯伯格综合征人士可能非常和善、富有爱心。阿斯伯格综合征也不会导致移情作用（Hesman Saey，2008），他们会为年长者开门，给无家可归者零钱，给受伤的动物包扎，当朋友需要的时候予以帮助。但也有一些情况：

1. 同理心的缺失。因为压力巨大，感觉焦虑或感情受伤害。如果有任何戏剧性事件发生，而阿斯伯格综合征们感觉受到谴责或纠缠，他们就会产生防卫、愤怒或自闭。他们可能会说不恰当的话、缄默或口吃。

2. 他们有同理心，但不知如何表达。这也被称为述情障碍。述情障碍是指在识别和描述情绪时有困难，不管是自己的还是别人的情绪。这在阿斯伯格综合征中是很常见的。接触一个有述情障碍的人可能会尴尬。比如说，你可能告诉他们一些可怕的经历，但他们会指出，其他人经历过一些更糟糕的事情。听起来他对你毫无同情和怜悯。事实上，他们希望能让你感觉好点，但他们的话却是笨拙的。

3. 遇到他们从未亲身经历的情形，他们不能感同身受，也没有能力想象那是怎么一回事。这是"心理理论"（theory of mind）的问题。他们不能意识到其他人是有感情的，比如说，如果一个有阿斯伯格综合征的人从未经历过深爱的人的死亡，他们可能就真的不知道那是一种什么感觉。当然，他们也不是一个能给你温言细语和温暖怀抱的好人选。

▶▶ **给员工的建议** ▶▶

◆ 幽默一点，还有谦逊。这会让一切更顺利些。如果说了什么政治上不正确的话，那么接下来可以这么说："哎哟，对不起，你知道我是怎样的，我的意思是说……"这样就能避免更严重的困境了。

◆ 如果你的同事值得信任，而不是用你的诊断来反对你，坦白可能是一个好选择。如果其他人不知道你是阿斯伯格综合征人士，他们可能不能那么快原谅你犯的错（在第十八章我会详细说坦白的问题）。

◆ 做你自己。但是当谈话的主题转换了，当有疑惑的时候，就算了。如果不确定是不是适合的话题，就先不说。"不确定就先不说"可能是一个最好的主意。记住，你喜欢谈论的事情不一定别人也喜欢谈论。

◆ 想办法找到一位"指导者"，他可以给你建议，不管他是你的兄弟姐妹，还是朋友，或是同事。他们可以帮助你选择适合在工作场合谈论的话题。合适的话题随着工作场合不同而不同，比如在咖啡屋或者在保险公司，话题就是不同的，如果你想避免说错话，还是有限制的。

◆ 想想你喜欢的别人身上有的而你没有的那些好品质（机智、幽默、温柔），努力向那个标准努力。

◆ 不要为了交朋友对其他人"太好"，如果他们不是真心的朋友。如果你长时间这样做，就会产生预期的坏影响，而且很快你会精疲力竭。

◆ 情感建立是能够被掌握的，特别是如果能生活在一个安全、有爱、有支持的环境中。试着和你信任的人谈论你的感受。

◆ 试着写下你的思想和感情，从而更好地理解你自己。你喜欢的、不喜欢的、积极的、消极的思想，你的动力。试着记下你工作和生活中的经历。

◆ 对于有宗教倾向的人，用佛教中的"正念"练习培养阿斯伯格综合征人士对其他人的同理心或者同情心是一个好办法。正如基督教的黄金法则——"你希望人家怎样待你，你就要怎样待人。"

▶▶ 给老板和热心人士的建议 ▶▶

◆ 如果你的阿斯伯格员工说了什么不顾他人感受的话，不要认为这是针对某人的。他们是有同情心的人，只是有时候不知道怎么表达。

◆ 如果你能忽略掉他们的说话姿态，你会发现他们的优点。

◆ 耐心一点，幽默一点。大脑是一个灵活的器官，可以不断地建立新的连接，经历新的发现。社交技巧至少在某些方面是可以被学会的。

◆ 如果你没有时间或兴趣来指导这个员工，可能办公室里其他某个有丰富人际技巧的、毫无偏见的员工，可以给他一些指导。

◆ 如果他们表现得有点麻木无情或是没有同情心，可以把他们叫到一边，告诉他们工作中的一个例子或逸事，而不是"告诉"他们"应该"怎样感觉。

◆ 如果他们将要犯一个政治错误，试着把可能的结果符合逻辑地解释出来，就好像解释下棋时下一步棋怎么走一样，而不要让他们感觉无能、笨拙、糟糕。

> **思考**
>
> 🎁 为什么你会对某部电影或是虚构的人物产生同情，却不能对某个活生生的人产生同情？
>
> 🎁 哪一个人更重要？

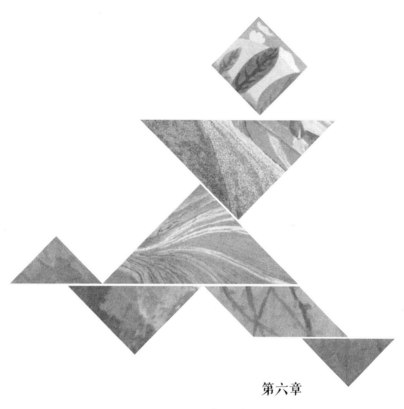

第六章

有限的面部表情

情感分离不一定仅仅是言语上的，阿斯伯格综合征人士的面部表情也常常是单调的。他们的面部表情不一定总是和他们心里所想的相符合，有时候也不一定是人们所期待的。这是阿斯伯格综合征的一大特点，也是阿斯伯格综合征诊断标准的一部分：用于进行社会交流的多种非语言行为能力，如目光接触、面部表情、身体动作和姿势等方面的显著障碍（美国心理学会，2000）。

> 我的面部表情不一定总是符合我的感受。
>
> ——斯科特

面部表情方面的障碍，或者说呆板的表情，并不意味着阿斯伯格综合征人士的表情总是单调的，有时候他们也会很活泼，灿烂的微笑可以点亮整个房间，但他们的表现是不可预测的。如果我们没有得到期待的面部回应，我们可能会感觉疑惑不安。我们可能会试着去猜测他们到底在想什么。

◆ 有时候，他们会沉浸在自己的思维里。

◆ 有时候，他们没有笑，因为他们没有意识到这是合适的回应。

◆ 有时候是因为焦虑，这是孤独症常伴随的一个状态。

指出阿斯伯格综合征人士不同寻常的表情可能反而会起反作用。

> 他们会对我的表情品头论足，我讨厌这样，接下来一整天都不会开心。当然，他们这样也会带来更多的困

难，他们会不停地问"你为什么看起来如此伤心？"直到他们必须离开的时候。

——本，33岁，特殊教育硕士

"有限的面部表情"并不总是适用于所有的阿斯伯格综合征人士，他们并不是面部肌肉瘫痪了，而就像其他肌肉一样，他们也可以学着使用这些肌肉。用手机摄像头、网络摄像头、数码相机等工具常常看看自己的形象，会非常有帮助。

面部识别：阿斯伯格员工们通常不能马上认出别人的脸——即使是挚友、家人、伴侣。当他们碰到你的时候，你通常不能立刻从他们的眼神、笑容中判断出他们认出了你。在碰到你的片刻他们只能茫然地看着你，甚至更长的时间，直到认出你来。这时他们可能尴尬得什么都说不出来。这可能令人困惑。你可能认为他们忘了你，你可能认为他们不喜欢你，你可能认为他们在找理由把你打发了。但这些都不是原因——他们在识别面部细节，然后把它和熟人的名字和特征对应起来这方面总是比较迟缓。

目光接触：许多阿斯伯格综合征人士在目光接触和保持目光接触方面有困难。通常情况下，避开别人的目光会被认为是心虚有罪，在撒谎。（也可能被认为是缺乏自信，而在自信高于一切的文化中这是原罪。）对阿斯伯格综合征人士来说，他们讨厌感官的输入。有人描述过，目光接触就像是身体上的伤害一样，让人迷惑，感觉里面包含了太多的信息。而不能保持目光接触会让其他人对此人评价很低，特别是其他人不知道他的状况，或者是不理解他的时候。人们可能会认为此人有事情要隐藏，阿斯伯格综合征人士常常因此被无理指责。他们看起来心虚有罪。如果你把目光投向他们（或给他们拍照），他们看起来就像是在车前灯下受惊的小鹿。

当问到他们在办公室、仓库里工作时感觉最困难的地方时，他们说：

> 社交聚会。当别人对你说"生日快乐"的时候，你不能回应他的目光。当人们开玩笑的时候，你不知道什么时候他们是开玩笑，而什么时候他们是认真的。
>
> ——加文，理学硕士，30多岁，航空工程师
>
> 我知道我表现得太直率，太傲慢，我真的在试着表现得谨慎一些。我在目光接触方面有问题。过了一会儿以后，我想我可能不是很讨人喜欢，或者说有点异常。我和普通人并没有太多的共同点。
>
> ——沃尔特

身体语言：阿斯伯格综合征人士可能还有许多其他的身体语言方面的异常，比如不同寻常的步态、糟糕的姿势，以及一紧张就耸肩驼背。这些是因为焦虑，他们没有意识到其他人怎么看他们，而且还有天生的肌张力低的原因。

还有一些人在压力大或者太兴奋的时候会有轻微的身体上的抽

动，比如说眼睛或者嘴的抽动、说话结结巴巴、拍手。这些都很短暂，一般不容易被注意到。自我刺激是阿斯伯格综合征们常有的，这里值得说一说。刺激行为（通称为自我刺激）可能非阿斯伯格人士听起来很怪，但这些通常是一些自我抚慰的动作，比如说摇晃、哼唱，等等。大多数成年阿斯伯格综合征人士能控制住自己，不在公共场合做出刺激行为，但这可能对他们也是不容易的。这是一种抗焦虑的机制。有人指出，压抑这些焦虑，不允许他们通过这种方式减轻焦虑最终会对他们造成伤害。如果能有一个私人的办公空间可能会有帮助。我在下一章会详细讲这个问题。

▶▶ **给员工的建议** ▶▶

◆ 想想其他人的面部表情给你的感动或影响。你喜欢其他人的笑容或愁容吗？

◆ 如果你在控制表情方面有困难，请多练习。照镜子或自拍都可以。你可以对着镜子做各种表情，看看哪些表情更讨人喜欢，让人容易接受，受欢迎。这并不是讨好他人、虚假、浅薄，只是把你最好的一面展示出来。使用手机摄像头、数码相机、网络摄像头，还有一些视频网站等，你可以看看自己在别人眼中是怎么样的，通过多加练习，学会掌控自己的表情和外貌。这些都是宝贵的工具，如果可能，我们应该经常好好利用。

◆ 逐渐练习目光接触，直到逐渐习惯，但不要过度练习。一次目光接触不要超过10秒钟，而在有些情境这个时间也太长了，但数数的话也会打断对话的进行。

◆ 在一天中随时注意自己的表情，随时提醒自己"我现在的表情是什么样呢？"表现得自信开心可以增加社交成功的可能。

◆ 从我自己的经验来说，在我不知道我有阿斯伯格综合征的时候，我常常发愁，因为我不舒服，不开心，或者在某个场景下大受打击而自己不知道为什么。而现在我知道了，我会有意识地控制感官超载的问题，在自己崩溃之前抽身离开。

◆ 如果你感觉不开心、不自信，试着微笑，这样可以提升自己的情绪，但这需要你努力地发自内心地笑。不是发自内心的笑对提升你的情绪是没有帮助的。所以，在你的大脑里留出一个空间，专门记住开心的往事，在你的DVD里准备一些喜剧，或者在网上找一些能让你开怀大笑的段子。

她让我感觉我变笨了，现在我感觉好多了！

——约翰·克里斯，蒙提·派森剧团成员

▶▶ **给老板和热心人士的建议** ▶▶

◆ 如果某人看起来情绪低落了，不要单纯地告诉他们应该"保持微笑"，应该"振作"，我们不会因为别人的命令而改变心情。

◆ 有阿斯伯格综合征的人并不想因为他们自己的情绪影响别人。如果他们看起来有点紧张忧郁，不要指出来，这会让他们感觉更糟糕。

◆ 运用正强化。我们都是自负的家伙。如果你告诉某人他/她笑得很好看，或者有良好的姿势，他们可能会表现得更好，更自信。

◆ 试着说点幽默的、迷人的话。另外记住，他们可能对最常见的笑话都没有反应。我采访过的大部分人都说，他们对黑色幽默和老套的笑话都没有反应。

◆ 如果你的阿斯伯格员工不能和你保持目光接触，不要立刻就认为他们有所隐藏。这只是因为他们觉得目光接触不舒服。不要强迫他们，就让他们这样吧。

◆ 如果告诉某人"你的眼睛很好看"，听起来像是调情，但如果在合适的语境下，这样说会让阿斯伯格综合征人士对目光接触更有自信。

◆ 让他们有可以专注的事情，这样可以减轻他们的刻板状态。如果你想知道他们脑子里在想什么，最好是在一起参加某项活动的时候聊一聊，而不仅仅是通过视频对话软件。

思考

● 用一天时间练习目光接触，记下你的想法和反应。

● 你的感受是什么，你为什么会那样想。

● 你是一个自信的人吗？

● 如果不是，为什么？

● 怎样才能增强你的自信心？

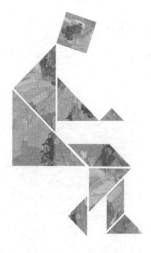

Asperger's on The Job

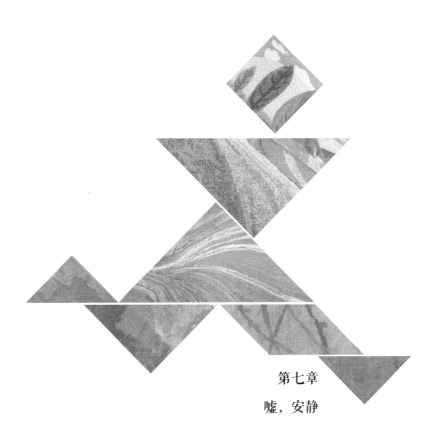

第七章

嘘，安静

对环境敏感或感官处理方面有障碍，都是孤独症这个"套装"的组成部分。这并不是眼睛、耳朵、鼻子出了问题，症结在于大脑本身。孤独症谱系人群都存在感觉整合问题，而部分人程度较轻。对声音的敏感是尤其普遍的。听到噪声，就如同在被人殴打，而像日光灯、冰箱、风扇、打印机等物体的低鸣这一类较为轻柔的响动，也可能让他们感到痛苦、心烦。

工作场所人们频繁地聊天闲谈的声音、机器、警报、通告、电脑等产生的噪声，都是一种过度刺激，令他们感到混淆。阿斯伯格综合征人群会因此变得暴躁、低沉；头痛，不得不掩住双耳；有冲动想立即逃离房间；感到僵硬、迟缓；感到恶心，甚至觉得自己的脑袋快要爆炸。许多阿斯伯格综合征人士讨厌在不必要的情况下也爱提高音量、喧嚣不已的人；很多阿斯伯格综合征人士说话声音很轻柔。

> 我特别容易受噪声干扰。我害怕说话太大声的人。
>
> ——本
>
> 大的声响，比如身边滑过办公室的一辆金属工具车，会让我精神受创。由于听觉问题，在办公室里特别容易受惊。
>
> ——米娅

工作场所的噪声干扰是一个大家普遍投诉的问题，可是对阿斯伯格综合征人士来说有其他的影响。

研究人员发现，当人们试图在嘈杂环境下交流或理解对话，大脑要在同一句话多个可能的含义中品度衡量后，方才决定哪一个意思最有可能。上下文、概率及预测都是这个决定的根据（医学研究委员会，2007）。对阿斯伯格综合征人士的大脑而言，要预测一句话或一个对话的走向，可能没那么容易。阿斯伯格综合征人士无法做出同样的衡量，因而会感到混乱。许多阿斯伯格综合征人士——也许是大部分阿斯伯格综合征人士——一次仅能注意一种声音。人多嘈杂的社交场合困难重重，消耗精力，他们需要倾尽全力集中注意力。

孤独症谱系内人群中许多曾诊断有创伤后应激障碍（PTSD）（Fitzgerald，2005）。对高音量有紧张反应不仅在孤独症中常见，也是PTSD的一个症状。所以某人的反应可能是两个症候的综合结果。不过，虽说当今医学界发出各类诊断简直和发糖果一样轻易，但是还须明白，PTSD往往是一辈子与阿斯伯格打交道造成的后果之一。

管理者不一定知道，研究表明，噪声其实是所有员工投诉最多的问题。噪声影响生产力，造成的损失远大于办公室设为小隔间格局省下的开支（Young，1999）。诚然，有些业务在开放的布局下能成功进行，但是需要专注力和创造力的任务却受到不利干扰；原本富有灵感的想法，被抛出了窗外，数据出错、一心多用变得困难，员工效率及满意度降低（Oldham，1979）。

对于普通人而言如是，对于阿斯伯格综合征人群来说，因为感官及社交问题，开放办公室的影响则更显著。关于"如果必须在集体或办公室中工作，你能做出哪些调整以减轻焦虑"这个问题，人们回答如下：

> 办公室要安静；耳机对我没有用。
>
> ——黛安
>
> 属于我的独立办公室，完全安静，完全隔音。
>
> ——戴维，39岁，自由职业
>
> 身边有人时，我的肾上腺激素就增多，既筋疲力尽又无法集中注意力。这让我要不就想开派对狂欢，从而过于激动，开始显摆；要不就变得脾气暴躁，心烦意乱。如果我得再次与别人在办公室共事，那桌子必须离所有人远远的，最好还有扇门，可以隔开噪声，让我感觉边上没有别人。
>
> ——坦迪，48岁，园丁

如果阿斯伯格综合征有属于自己的办公室或私人工作空间，本书所述的许多问题其实就能更简单地解决。无论原因出在噪声、光线、视觉过度刺激，还是社交，一个私人的工作空间在所有人的心愿单上都名列前位。

> 我需要一个干扰因素少的环境。
>
> ——米娅

我们这里（英国）的办公室甚至很少在桌子间设隔板。要在如此不自然的环境下进行需要集中注意力的专业技术及分析工作，我的情绪和精神都透支了。我能够长时间集中精力做这类工作，但是，在一个（充满普通人的）开放的办公室里，会有社交要求。在远离不自然的多余干扰因素的独立办公室里，我能更轻易地完成工作，我的技能可被更好地利用，生产力亦更高。可惜的是，老板对孤独症谱系的情况理解不足，以为当今典型的开放式办公环境适合所有人。

——G博士，数学博士，计算机科学硕士，自雇

诚如前文所述，阿斯伯格综合征可以长时间专注于一个项目或任务。一些人能不知倦怠地沉浸在爱好里，而许多人也能以同等的热情、同样一丝不苟的态度长时间进行琐碎而无须动脑的任务。你无须怀疑，一旦他们"进入状态"，就会以他人无法超越的勤恳态度，去研究、解决问题，简单来说就是两个字——"做事"。你可不想阻碍这股激流。他们会比任何人都更愿奉献时间和精力，唯独不能接受他人监视。这是很重要的一点，我们会有一整章展开来谈，详情请见第九章《相信我，我真的有阿斯伯格综合征》。我们会在下一章讨论视觉过度刺激及其他感官问题。

▶▶ **给员工的建议** ▶▶

◆ 要求更安静的工作环境。无论你是否希望坦言自己的阿斯伯格综合征，你可以直接向老板表达，希望能将工作做到最好，在安静的环境能更好地作业。

◆ 如果工作允许，尝试使用耳塞或耳机。抛开你闲暇时的喜好，轻音乐、大自然的声音（清风、水声、鸟鸣，等等）应该比带歌词的音乐更有助于集中精神工作。重金属音乐还是留到回家路上或下班时间再听吧。

◆ 你可以找些程序在电脑上播放，来消除环境中的噪声。

◆ 如果同事里有爱大声说话的人，可能就得多动点心思。如果还没告诉别人你有阿斯伯格综合征，你可以和人说自己听觉过度敏感，希望他们在你身边说话时轻柔一点。或许有点小狡猾，但总比任自己崩溃好。

◆ 有各种被证明有效的疗程和技巧，在你有具体诱因（如火警或警报）的情况下尤其有用。这些疗程和技巧通常包括回放声音、让你自行控制时间和音量。

◆ 压力和感官超载应当作为一个整体、一个"套餐"来看待。你必须尽一切努力让自己健康快乐，你的胺多酚指数涨高，对痛苦的敏感度便降低。

◆ 学会使用管理压力的技巧：冥想、专注、瑜伽、集中注意力的练习等。

◆ 利用自然辅助品来安抚被扰乱的神经，例如颉草、甘菊茶。不要摄入过多咖啡因。

我们将在下一章提出更多安抚神经、强化精神和处理视觉过度刺激以及其他感觉统合问题的建议。

▶▶ 给老板和热心人士的建议 ▶▶

开放式办公室在20世纪20年代首度出现，其目的是在尽可能小的空间里容下尽可能多的桌子，从而节省成本（Caruso，2009）。开放式办公环境是阿斯伯格综合征人群的噩梦。可非孤独症人群也不待见它。研究表明，员工厌恶开放式的办公环境，他们须承受各种问题，如失去隐私和个人身份、工作效率低、健康问题多、刺激因素过多和工作满意度低（Oommen，Knowles，Zhao，2008）。

如果你仍不打算放弃开放式的布局：

如果有闲置的小办公室，请给你的阿斯伯格综合征员工使用（就算他们的工作内容和别人相同）。有人抱怨或疑惑的话，要记得你的员工选择信任你，你该为他保守秘密。你无须告诉同事他／她有阿斯伯格综合征；只要简单说这位员工出于健康或感官方面的原因需要使用独立的房间。

如果没有独立的办公室或房间：

◆ 至少确保他们位处最安静、私人的空间，有属于自己的隔间和长隔板，创造这些条件很简单；最好有窗户。

◆ 另一个可能是，他们的工作内容至少有部分（甚至是大部分）是可以在家完成的，这在《相信我，我真的有阿斯伯格综合征》一章中会更详尽讨论。

◆ 对于老板来说，这有什么好处？你将拥有一位更健康、更愉快的员工，他/她的工作效率将更高，时间将更长；你也会因为重视他人需求而感到自我的充实满足。

思考

◈ 什么噪声会引起你不适？

◈ 你目前用哪些方法来对付这些噪声？

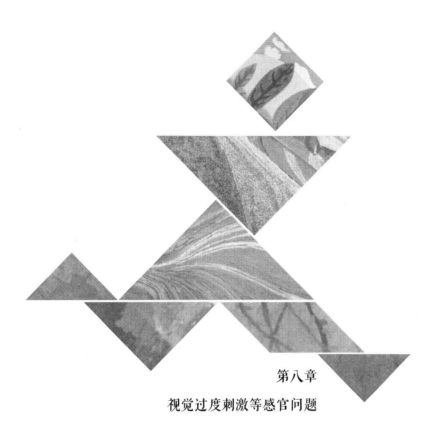

第八章

视觉过度刺激等感官问题

视觉受到过度刺激之后会分心，也唤起了一种相同的对噪声过度刺激的反应。但一些刺激的源头可能会让你大吃一惊。有时候，摆动装饰复杂的衣服也可能造成视觉干扰，很多人在房间里，或者是许多机器零件发出的声音都会引起同样的反应。对于那些在室外工作的阿斯伯格综合征人士，有风的天气会多加三重威胁：听觉、视觉、触觉都会受到影响。而汽车、灯光、标志、人群的移动或发出的声音，所有这些视觉上的混乱会使阿斯伯格综合征人群精疲力竭。而回到办公室注视着电脑屏幕，特别是淘汰的电脑显示器，苍白的、闪烁的、不自然的荧光灯都会对阿斯伯格综合征人群引起上述所讲的反应。面对荧光灯时的麻烦会加重3倍：

白色的灯和节能灯在公共设施中是最常用的，这些灯不包括蓝色的光，它们的照明范围是"对人类最重要的一部分光"。

这种灯除了没有日光给人的心理优势，还会释放出有毒物质，并且与抑郁症、自我感丧失、眩晕、焦虑、压力、癌症和许多其他形式的疾病有关。事实上，有一个环境保护署（EPA）报告证明了这一点。(Edwards and Torcellini，2002）。

闪烁的荧光灯引发癫痫的发作，并会引起阿斯伯格综合征个体强烈的头疼、困惑、无法集中精力。甚至一些一般人不易察觉的闪烁的灯光，他们也可以通过一些信息获知。

自然光则是天然的抗抑郁剂，它能提高情绪，振奋精神，我们需要与外在环境保持联系。光如同身体的养料，自然光线刺激大脑中重要的生物功能。此外，它还减少了能源成本（Edwards and Torcellini，2002）。早在1940年，自然光是办公楼里最主要的光源，人造灯光只是补充。现在，电灯满足了大多数人群或者说工人们的需求。听起来灯光对我们的身体不健康，不是吗？

　　阿斯伯格综合征人士的愿望清单中排名最高的是什么？靠窗的桌子或工作区。除了自然光，这也提供了一个好的视野：可以将视线和注意力集中在一个地方；从超负荷感官世界中小小逃离。

　　新鲜的空气是另一个大家普遍希望在工作场所拥有的东西：

　　　　我一整天不吃东西，所以可能需要休息十分钟，代替一个用时很久的午餐。这样我的大脑急需一些新鲜空气。

　　　　　　　　　　　　　　——汤姆，24岁，航空工程师

　　　　我想打开窗户，允许我打开任何我需要的。我讨厌空调，偶尔我需要新鲜空气。

　　　　　　　　　　　　　　——文路，男性，20多岁，日本人

　　根据环境保护署的报告，20世纪70年代，国家节能措施曾呼吁通风时的室外空气量应从0.42立方米减少到0.14立方米。但是，在很多情况下，研究发现室外空气通风率的减少不适合居住在建筑里的人群的健康和生活（1991）。虽然现在标准已经提高到0.42或0.56，甚至更高，但现有的新建筑物往往并不符合这些标准。因为，化学物质的使用和供应的空气不足，病态建筑综合征造成了数十亿美元的损失。虽然我们在这里不会过多地深入讨论病态建筑综合征的原因和解决方案，但是减少化学剂的使用、检查空调、提高新鲜空气浓度，都能够降低工人请病假的概率。

适宜的温度这一项也要列到我们的愿望清单上。自从发明了空调，把中央空调引入工作场所，室内的平均温度会低于夏季平均温度，人们在室内需要穿一件毛衣；在冬季则相反，在室内要穿T恤。这样就违背了人体对季节性的气候变化做出的自然调节，因此唤起了敏感的阿斯伯格综合征人群强烈的反应。顺便说一句，这还伴随着美国肥胖率的上升（研究表明，在空调房里人体消耗的能量更少）。

特殊气味和化学物质：化学物质敏感会表现出一些综合征，但是患有阿斯伯格综合征的人士似乎也包揽了这一部分症状。一些可靠的阿斯伯格综合征研究人员认为，孤独症是由于遗传因素和环境因素造成的，如毒素。我接触的大多数阿斯伯格综合征人群都倾向于使用纯天然产品，如天然纤维、天然香味等，对强烈的气味反应很大，不管是好的还是不好的反应。大多数的家具含有化学物质，如用于生产的阻燃剂。加州大学戴维斯分校的科学家研究表明，阻燃剂以及一些清洁剂和空气清新剂有可能是诱发孤独症的环境因素。就我们目前所知的，将我们环境中的化学物质含量降到最低是一种理想状态，不仅仅是针对那些阿斯伯格综合征人士，也包括所有的工作人员。

▶▶ **给员工的建议** ▶▶

◆ 要求坐在靠窗的座位，需要时打开百叶窗保持空气流通。

◆ 询问是否有更好的光线来源，比如完全自然的光线，条件不允许的话，至少可以关闭桌子上的荧光灯，询问是否可以带自己的台灯或灯泡。

◆ 戴上一顶有帽檐的帽子来对抗头顶灯光的影响，它可以带给你安全感。

◆ 黑色或者有色眼镜，不管是便宜的太阳镜还是专业的艾伦眼镜，都有助于减轻视觉上的问题，比如闪烁的灯光、电脑的屏幕和复印纸。

◆ 改变电脑的背景颜色。

◆ 对孤独症人士或敏感人士来说，看平面屏幕和笔记本电脑比老式显示器更加费眼。如果有老的款式可以要求更换。

◆ 聚焦在某个地方，而不是一下将所有都纳入眼中。

◆ 在你的工作场所或是能吸引你注意的任何地方挂些图片，例如一张宁静的大自然的景色、快乐时光的照片，或是你的狗的照片。

◆ 带一包小玩意，一些能够吸引到你的注意力让你感觉安静的东西，例如，绵软的玩具、一个光滑的石头、丝绒或是一片软毛；在脚下或在两膝之间放一个可以挤压的皮球。

◆ 气味能唤起强烈的情感。你可以带上鲜花去工作。香薰蜡烛可能会在工作场合被禁止，但市面上有无烟的蜡烛和百花香。

香包也是可以使用的。这些往往是人工制作的，但是也有薰衣草等的精油喷雾，是不含化学物质的。你可以在健康食品店或是有机超市里找到它们。

◆ 想一些新的办法来休息。到休息室，关上门，关上灯，把你的手伸到热水中，或者走出去呼吸新鲜空气。

◆ 在家里或是休息时，在黑暗的房间中泡个澡，做个按摩，都可以帮你减轻心理压力。

◆ 在椅子上放一个按摩垫。

◆ 要求自己的座位远离供暖系统或是空调的风口。

◆ 尽可能保持身体健康；在休息时尽可能多呼吸新鲜空气，多锻炼身体。

◆ 在不同的环境中增添衣物，可以有效保持你身体的舒适体温。

◆ 你可以准备一个医生的处方，但是我要给你个提示：一个受访者说她的医生开具处方说她需要一个有新鲜空气的、安静的宿舍。但是她的老板没有采纳。这种要求对没有感官问题的人来说显得有些困难和琐碎。

◆ 相比于提要求的原因，你提出要求的方式对解决问题更加重要。用更委婉的方式让你的要求被人听到：用积极的方式指出你需要的东西，否则的话，你的要求听起来没有逻辑和道理，而只是抱怨。

▶▶ **给老板和热心人士的建议** ▶▶

◆ 自然光和新鲜空气是人类基本的需求。

◆ 如果不能打开窗子，那请把窗帘打开。根据美国能源部的报告（2002），"舒适的空间和与自然的连接（如自然光）与节能一样具有很大益处"。

◆ 安装全谱的含有蓝色光的日光灯。这种灯的费用比较高，但是对健康和生产效率带来的好处抵消了这部分成本。想想员工请病假变少了、工作态度全面改善带来的好处。

◆ 定期检查供热和通风设备的霉菌和细菌清洁情况。

◆ 减少能源的消耗，改善员工的办公环境，根据季节变化调整室内温度。

◆ 允许阿斯伯格员工有属于自己的工作环境，并且有一些可控制环境因素的装置。

◆ 如果你正在重新装修办公室或者寻找新的办公场所，请保证员工呼吸到健康的空气。如果可以的话，购置无化学添加的家具。

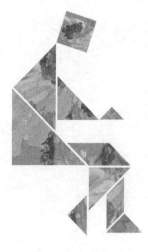

Asperger's on The Job

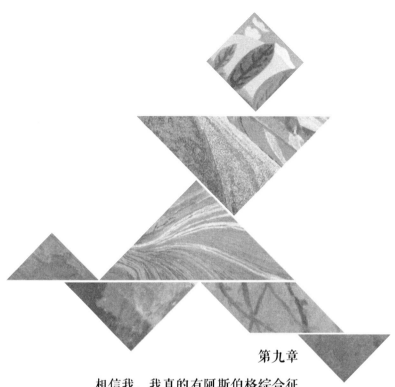

第九章

相信我，我真的有阿斯伯格综合征

内在动力是推动阿斯伯格综合征人士做事的源泉，比起声誉或者是承诺的报酬，他们更看重能完成好工作的感觉。有时候，仅仅是因为某份工作做起来感觉好，他们会做低于自己能力的、或者是工资很低的工作。另外，阿斯伯格综合征人士非常关注细节，因此，只要你的阿斯伯格综合征员工知道你的想法或需要，你就能放心地让他们做事。

> 我喜欢帮助他人，为别人服务。我不喜欢为工作而工作。我总是做得更多，贡献更多。但也许我应该在找工作的时候更细心，找到报酬更高的工作，我工作非常努力，但报酬很低，我继续做下去仅仅是因为感觉好。
>
> ——斯科特

有阿斯伯格综合征的人需要他们的主管给予明晰的指示。记笔记或者画图表来记住口头指令都是很有帮助的，如果不是至关重要的话，阿斯伯格综合征人士需要知道别人精确的期待，包括任何隐含的期待或者具体的情况。他们需要知道什么时候需要什么。如果他们能按他们自己的方式、自己的节奏完成工作，而不是被详细检查，他们会表现得特别阳光。当被问道他们需要老板什么样的帮助时：

> 明确的期待和明晰的指示，能用我自己的方式开展

工作，结构性的工作能让我更有创造性。

——艾莉森

清晰的书面指示，清晰的反馈，并能有复习和学习新技能的时间，我不喜欢节奏太快的工作，那样会让我觉得精疲力竭，无法呼吸。

——米娅

截止日期对生活是需要的，对前面提到的结构化的工作也是需要的，但对阿斯伯格综合征人士可能需要一点灵活性。有时阿斯伯格综合征人士在正式工作前需要一些时间思考，如果你强迫他们在仔细思考工作的每个部分、工作可能的结果前就正式开展工作，他们可能不能做好，就如前面提到的那样，阿斯伯格综合征人士有中等或中上等的智力水平，但他们理解方面的神经通路和正常人是不同的。别人很难掌握的东西他们可能可以很快理解，但对普通人显而易见的一些东西他们可能要更长时间才能掌握。

虽然我们中的一些人可以和多人对话，但我们中许多人都做不到，并且需要投入系统性的注意力才能做到：

我一次只能完成一项任务，并需要足够的时间才能掌握日常工作的程序。

——布莱恩

工作中的休息时间对我们发挥出工作潜能是必需的。同时自己的内心世界也需要休息。换句话说，什么也不做。因为感官问题，阿斯伯格综合征人士需要不时地停止或限制感官输入。可以是一天中停下来休息几次，有建设性地利用时间，或者是在工作时间和工作地点方面的灵活性。

被信任或是被监督深深地影响一个人的自信和社会技能。当一个人没有像老鹰一样被监督的时候，他能更好地和客户、和同事相处。

> 我编制古代美洲原住民手工艺品，我一个人工作，我能外出，我按自己的工作节奏工作，我被人相信能把工作做好，这太棒了！当我独自工作的时候，我能感觉到自己聪明有能力。在人们目光灼灼地盯着我、对我品头论足的时候，我会崩溃。
>
> ——艾莉森

> 老板看起来并不信任我的能力。他们不是根据我的工作能力，而是其他的一些事情评判我。他们越不信任我，我越不愿意和他们在一起工作，而我越不喜欢和他们在一起工作，他们越不信任我，我的心死了。
>
> ——弗雷，理学学士，失业

▶▶ 灵活的工作安排，灵活的工作时间 ▶▶

虽然处于不同的行业和职位，但老板应该考虑让阿斯伯格人士远程工作的可能。运用现代技术，许多工作都可以在家做了。可能老板还没考虑到这些，但因为交通费用、煤气费用、办公室的花费、能源方面的花费，允许一部分员工在家办公越来越成为各大企业的趋势（Fawcett，2004）。

> 我做的许多工作都能在家完成。有了传真、电话、网络，对许多行业来说都没有必要再设办公室了。
>
> ——G博士

如果担心员工是不是在好好办公，需要充分的证据来证明员工有没有办公，比如检查交给他们的任务或项目有没有完成。但对大多数阿斯伯格员工来说，这都不是一个问题。

> 我常常花费大量时间来把工作做得尽善尽美，许多时间都是无报酬的。我只是喜欢这样做。同样，我也不必考虑同事间的关系，我能掌控我周围的环境。我打开音乐，开始工作。时光飞逝，而我丝毫没有感觉。
>
> ——沃尔特

如果能让阿斯伯格人士在没有严格时间限制的情况下实行弹性工作制（比如不用朝九晚五）是最理想的。虽然这方面的研究还不多，但已被证实的是，许多阿斯伯格人士都有睡眠方面的问题，比如入睡困难，睡眠浅，睡眠不规律。虽然并没有证实谱系上的人就一定有睡眠障碍，但许多谱系上的朋友都有这方面的问题（接受这本书访谈的四分之三的朋友都有）。弹性工作制（不管是时间安排，还是要换工作地点）能让他们工作效率更高。

> 我理想中的老板好说话，能理解我，并能实行弹性工作制。
>
> ——黛安
>
> 我的问题是感官问题和必须在一个特定时间工作。我担心我需要做的工作。我通常做时间卡得不那么紧的工作。
>
> ——汤姆

许多阿斯伯格人士都能长时间工作，甚至夜以继日地工作，包括周末，甚至我采访的一些失业的阿斯伯格人士也总是为有创造性的活动和可能的商业活动忙个不停，包括艺术、音乐、写作、发明、机械、软件开发，等等。

▶▶ 给员工的建议 ▶▶

◆ 毫无疑问，如果能在家里工作当然是好的。同时，如果可以的话，我强烈推荐要求灵活的工作安排。但是，作为一名员工，你仍然面临开会或电话会议。当参加这样的活动时，你可能感觉不舒服、会说错话。你在这些场合同样会被人详细检查。你的出勤同样也被人检查并评分。在家工作不好的一面是你会缺少你渴望、需要的社会互动和参与。但对这本书提到的许多问题，这都是一个好的解决方案。

◆ 留心你受到检查的时候，在这些时候表现得自信，而不是令人讨厌。

◆ 你可以要求更多的自主权。但你要求的方式会影响你是否能得到它们。比如说，你小声地说："我不喜欢受监视"，伴随着躲躲闪闪的眼神，你的主管会猜测你是不是在隐藏什么，结果你会受到更多的监视。试着微笑，注视对方的眼睛，说："如果可能的话，我希望得到更多的信任，当我工作（接待客户）的时候如果被监视我会难过，这会让我害羞忸怩。"

◆ 公开自己的阿斯伯格综合征身份可能会有帮助，这会在后面专门叙述。

◆ 如果你不是自由职业者，你就必须听从老板或主管的命令，并按别人的意图办事，想象一下，如果你是公司的老板，你肯定也想你的员工按你的意图做事，不是吗？

◆ 听从指令，愿意接受指导并不意味着你卑躬屈膝，而意味着你愿意负责任，谦虚好学，虽说"团队合作"通常不是阿斯伯格人士的标签，但你一定能理解合作的好处，试着付诸实践。打个比方，想象一下成对工作或团队协作的攀岩者或是高空秋千表演者，他们的生命安全很大程度上取决于他们的工作伙伴。

◆ 我们中的许多人都有睡眠障碍，不能按时作息，需要训练放松技巧的帮助。市面上有许多非药物且不会上瘾的帮助睡眠的助剂，许多都很廉价，甚至是免费的。这包括褪黑素或其他天然睡眠助剂（这些在一些健康食品店、杂货店的有机食品区、药店的天然补充剂区域都可买到）、甘菊茶、薰衣草、自然的声音、轻音乐，不要在卧室里摆放电视或电脑。你使用它们的冲动，以及这些电器发出的信号频率，会让你保持清醒。加强锻炼，多呼吸新鲜空气。

◆ 市面上有各种各样的疗法来对付阿斯伯格综合征的各个方面，从社交到感官问题。这些疗法是否有效取决于一些因素，更取决于治疗师是否熟知孤独症的知识，或者这种方法是否专门针对谱系上的问题。仔细琢磨你的选择，更积极主动些，选择你可以信任的帮助。

▶▶ 给老板和热心人士的建议 ◀◀

英国的劳工法（2002）支持特定的人群有要求老板给予弹性工作制的权利（包括工作时间和工作地点）。但对特定人群，比如阿斯伯格综合征人士，这方面的法律可能还需要一段时间才能落地。在美国，目前还没有这方面的法律，但许多公司都给优秀员工提供弹性工作制，因为这是一个双赢的选择（Kelly & Kalev，2006）。

考虑让你的阿斯伯格综合征员工在家工作。虽然这可能不适用于所有的工作，但随着科技的进步，许多工作都能在办公室外舒适、高效地完成。弹性工作制可以给公司省下很多钱：办公空间、能源费用，甚至是人工工资支出（因为员工在燃料、停车、通行费、办公室服装、午饭等方面的花费都可以显著减少），而且弹性工作制几乎可以解决这本书里提到的所有问题，这样可以让工作来适应人而不是相反。

◆ 如果可行的话，尽量同意让员工实行弹性工作制。只要工作能够按时完成，朝九晚五真的那么重要吗？

◆ 给员工清晰的指示和截止日期，然后允许他们按自己的工作方式和自己的节奏工作。不要对他们如何花费时间进行事无巨细的管理。

◆ 不要以高人一等的口气对阿斯伯格综合征员工讲话。我们中的大多数人都非常聪明，我们应对某些事情的迟缓常常是因为过度刺激或因为困惑导致的感觉加工困难，以及过度分析的倾向。

◆ 给予员工指示的时候，不要卖弄学问或者以一种"顺我者昌，逆我者亡"、非照我的意思去办不可的态度，指导、激励他们，而不是控制、支配。

思考

　🔹 弹性工作制目前可行吗？

　🔹 被监视让你不舒服吗？

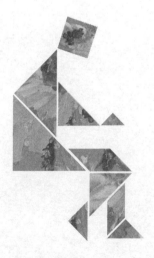

Asperger's on The Job

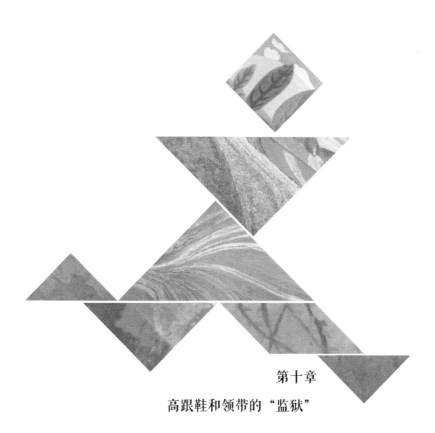

第十章

高跟鞋和领带的"监狱"

要知道，别人眼中的我们是什么样子跟我们的面部表情或举止没有严格的对应关系。对有的人来说，当我们看起来年轻、整洁、衣着光鲜的时候，他们会觉得尤其不舒服。这可能会导致我们被欺负，然后大多数人会在某一天决定花工夫改变自己的个人形象。我们学会发现那些舒适并且好看的衣服。当一个阿斯伯格综合征人士成年以后，甚至在早些时候，他们似乎能清楚地知道自己喜欢什么不喜欢什么、能穿什么不能穿什么。这种认识来自不断的尝试和犯错——不断地选择不舒服的面料或者那些花哨的衣服。阿斯伯格综合征人士对舒适度与实用性的看重总是大于样式和搭配。但这并不意味着阿斯伯格综合征男员工会穿着毛衣出现，或者阿斯伯格综合征女员工会穿着嬉皮士一样的长袖来上班。相反，他们会穿得很得体。然而在办公室里可能会有一些穿衣规则影响到他们的思考和皮肤状况。男性阿斯伯格综合征可能非常讨厌领带、有领衬衫或者硬皮鞋，他们宁愿穿宽松的衣服。女性阿斯伯格综合征可能非常反感丝袜和高跟鞋。裤袜既不舒适也不实用，因为它们不禁穿，而在一个女人的职业生涯中却需要为它们花费大量的钱。这些服饰经常被（明确提出或者暗示性地）要求在办公室里穿着，但它们对工作本身来说是多余的。

办公室里要求穿高跟鞋，但我本人就有1.83米。

——黛安

人的皮肤喜欢各种条件被控制得很舒适的环境，这个因素在阿斯伯格综合征员工求职和工作过程中非常重要。感觉不舒服会降低他们的工作愉悦感，也会影响工作的专注度。一整天都不能舒服地工作显然是不合理的事。

> 申请工作的时候我会因为不能达到着装要求而犹豫（比如穿西装和打领带）。如果我接受了一个有着装要求的工作，为了领到薪水我就不得不遵从那些规定。
>
> ——迈克

对孤独症人士来说，下面提到的任何一个（或者全部）因素都会导致皮肤知觉的敏感性。有人认为孤独症来自于消化系统的问题（Campbell-McBride，2004），随之而来的是食物过敏。这会影响到身体的所有部位，包括皮肤。情绪紧张感（这是阿斯伯格综合征的本性之一）可能是皮肤敏感的另一个原因。感觉加工障碍是孤独症症状的一种表现，会影响病人的皮肤被接触时的感觉。

对有的人来说，时间也是要考虑的一个因素。他们可能只是单纯地不喜欢花太多的时间在穿衣打扮上。只花一点时间还好，但是花太多时间就会让人受不了。对另一些人来说，他们不喜欢选择的过程。他们希望日常生活中的选择越少越好，包括对服饰的选择也是能免则免。结果，有的阿斯伯格综合征人士会只穿固定搭配的衣服，因为这样就不用经历选择的痛苦过程。天宝·格兰丁博士就设计了自己的一套固定搭配服装，她会每天穿同样的"安妮·欧克力"式的衬衫，搭配材质柔软的T恤和裤装。

斯蒂芬·肖尔（Stephen Shore）在他的文章《办公室的生存之道》（*Survival in the workplace*，2008）里描述到，他以前每天骑车去一家会计公司上班。这件事本来非常合理：他骑车时可以享受大自然，身体也得到了锻炼，节省了时间还省钱。对于敏感的阿斯伯格综合征人士来说简直是完美。尽管斯蒂芬一到办公室就会换上工作服，他的上司还是对他在公司大楼里穿着骑行服表示不满意。他被要求不能骑车，而且要穿好工作"制服"。三个月后他被辞退了。

让自己和所在的群体保持一致是一项古老的生存法则，这对工作群体也适用。虽然工作中的着装要求和规范渐渐变得没有那么严格（例如"星期五便装日"），但是你在上班时候能穿什么依然是在选择工作的时候需要考虑的。

▶▶ **给员工的建议** ▶▶

◆ 别让新的穿衣风格妨碍你找工作。你可以找到适合自己的风格，同时考虑到身体的舒适。

◆ 如果你喜爱或者想要的工作要求你必须穿套装、打领带，或者类似的正装，可以选择那些更自然和舒适的服装材质。一开始需要多花些钱和时间，不过能改变自己的外在风格也是好事一桩。

◆ 真正丝绸材质的丝袜和普通的尼龙丝袜（有一个阿斯伯格综合征人士把它叫作"危险品"）穿在身上的感觉是非常不同的。前者价格较贵，但是比在杂货店买到的那种（如果能买到的话）用得更久。

◆ 露趾的高跟鞋比不露趾的款式更舒服。

◆ 有的裙装和西装像睡衣一样舒适。

◆ 尽情打扮自己吧。阿斯伯格综合征人士看重舒适度，结果有些人总穿着浴袍不肯脱。我们都在慢慢变老，但是我们都希望看起来有吸引力，对吧？

◆ 制订一个新的计划：打造你的职业装扮。最后的成果可能会让你感到惊喜。

◆ 如果你的工作需要穿着一些特殊的服饰（比如制服、安全帽或者其他你忍受不了的东西），你可以和你的上司谈谈看能否换成别的替代品。如果你不想表露自己得了阿斯伯格综合征，不妨就说自己有皮肤过敏或者别的类似的什么问题。

◆ 许多人喜欢紧身衣物或者是喜欢布料摩擦皮肤的感觉。这是因为皮肤的敏感性。但是松垮的布料会在你身体周围晃动，让人分心。许多阿斯伯格综合征人士都喜欢柔软的物体挤压在身上的感觉。你可以在工作服里面穿一些让你觉得安全的衣物，比如身姿矫正带、衬衫或者打底裤。这种方法同时也能保暖。

▶▶ 给老板和热心人士的建议 ▶▶

◆ 客户对千篇一律的办公人员可能没那么大兴趣。越来越多的证据支持，员工应该和公司的客户群体一样保持多样性。这种多样性使得一个组织更加有创造性，并提高了产出（美国孤独症协会，2005）。只要员工的外表整洁美观，允许一些个性化的装扮会让员工喜欢工作并且更愿意工作，而不仅仅是为了赚工资才来上班。多少人渴望着能在生活和工作中享有更多自由来表达自我啊！

◆ 如果你不得不让阿斯伯格综合征员工穿点别的来上班，请用有智慧的方式表达出来。可以说"你穿合身的西装很好看"，这比直接挖苦说"你今天忘了脱睡衣吗"要积极得多。

> 思考
> 🔹列出自我提高的方法。
> 🔹你想要表达的信息是什么？
> 🔹你能做什么去实现它？

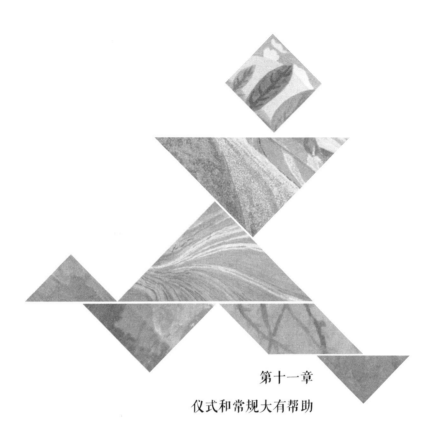

第十一章

仪式和常规大有帮助

对阿斯伯格综合征人士来说，抢先或一直控制住局面是一项应对压力的技术，因为这意味着更少的变化，他们会知道预期是什么样的。他们的计划常常以小时或天为周期，如果计划被改变，无论影响因素是大是小，他们可能都没有应急计划。这就是为什么我们时常不喜欢惊喜，对它们反应强烈，甚至是一些原本令人愉悦的惊喜也可以对我们造成困扰。如果你改变常规，我们可能会生气，因为这意味着重新学习，重新准备。同样的，如果你改变了办公室的布局，我们首先就会发牢骚。让我们尝试没有吃过的食物，或是改变生活习惯你同样也会失败。鼓励人们去尝试新的事物总是好的，但明白可能面临的后果也很重要——在这个焦虑的世界里缺少安全感。

顺带一提，这并不意味着我们不能独立思考，或是在危急关头我们会轻易放弃。在真正的紧急关头，我们可以非常冷静或者勇敢，不过开个从10点持续到11点的会议，我们确实会望而却步。

> 对我来说，上课的难度难以想象。每次一有小孩打岔，我就被搞得稀里糊涂的。我没有办法控制课堂。
>
> ——本

阿斯伯格综合征人士比一般人需要更多独处的时间。这不仅能让他们恢复精力，退出社交，而且不论在身体上，还是精神上，都是一种控制技巧。

通过退回到自己的想法，一个人可能会限制外界环境，以便有更强烈的统治感。这种想法类似于，如果我不用应付外界干扰，那我就可以控制自己的小世界（Nelson，2009）。

有条理也是另一种控制。你知道所有的东西在哪儿，就不会浪费时间在困惑、惊奇和寻找上面。更少的变量就意味着更少的压力。因此，仪式具有实用性的本质就在于：有些人一直吃同样的食物，有些人在同样的商店买东西；不管它是什么仪式，它都是一种舒适、安全的来源，并且你可以少做一个决定。

> 我最糟糕的一个工作是在涂料公司上班。每天我都不知道我们要去哪儿，而我喜欢每天去同样的地方。
>
> ——布莱恩

很多阿斯伯格综合征人士都有几项自学的技巧和一种独创的心思，这在陌生环境下是必不可少的。这也是我们学习、信任、依靠自己的结果。我们可能是自己经营公司，或为他人工作。在隔绝的环境下、以多重身份工作，会导致我们缺乏和他人合作，以及对他人能力的信任。我们需要想想其他人，他们做着我们不能做的工作，比如说消防员、外科医生或者其他很多，并且提醒自己：我们需要他们。

尽管如此，阿斯伯格综合征人士在自己的工作中还是喜欢自由，他们会在常规中找到很多舒适感。他们可能只是不得不建立自己的常规来控制自己的时间（这个我们在第九章中提到过）。喜欢控制的人常常都不喜欢受控制。这也可以看作是对老板灵活性的一种要求，举例来说，私人的工作空间、在家工作、灵活的工作时间或是灵活的休息时间。与其他感官问题一起，他们做的任何能增强控制的事情都会有帮助。

我们之前提到过，控制是完美主义倾向的一部分。阿斯伯格综合征人士倾向于想要擅长某事，所以他们会坚持他们知道自己会做的事情，或者是有用的事情，而不是冒险尝试可能无用的新的东西。

阿斯伯格综合征人士需要注意：你对控制的需要和对仪式、常规的严格遵守可能被误解为固执。如果一个人控制得太多，会使他们的观点仅仅从表面上被接受，同时也会阻碍他们的观点被认真对待（这是从"狼来了"的主题变化而来的）。拿我自己真实生活中的一个例子来说：我的老板宣称会有一项新技术取代现有的系统。在听完对新系统的一段简介后，我告诉他们我不想实行它。我可以立即显示其潜在的严重缺陷，我不明白为什么他们没有看到。于是我被指出有控制欲、懒惰并且害怕技术。这个系统投入使用了，而我拒绝使用它。结果证明我是对的，整件事以惨败告终。然而公司还是转变了，用了另一个新系统，更好的也是我同意使用的一个。然而，这场事故还是永远地伤害了我和老板以及直接主管之间的关系。除了拒绝改变和施加控制的历史，我表达疑虑的方式"我不想这样做"，"这是个坏主意"，让我显得固执、粗鲁，也妨碍了公司看到我观点的优势，即使这些观点是正确的。这是一个强硬和直率的经典结合，也是一个完美的例子，可以用来说明：重要的不是你表达了什么，而是你表达的方式——表达方式才是决定结果的东西。这也是一个能说明阿斯伯格人士低估、误解其他人所受伤害的例子。

▶▶ 给员工的建议 ▶▶

◆ 监控自己。不时地改变你的常规化生活，无论以什么形式，是不是在同样的地方吃同样的东西，穿什么衣服，你看起来如何，开车从哪条路上班，星期天或者睡觉前要做什么。

◆ 当你和朋友、家人甚至宠物在一起，看看自己对他人施加了多少控制。太过强硬、坚持控制将难以保持健康的关系，无论哪一种关系。杰克·尼科尔森（Jack Nicholson）曾主演了一部名叫《尽善尽美》（As Good As It Get）的电影，他扮演的叫梅尔文的作家就是一个典型的阿斯伯格综合征人士。虽然电影有一个甜蜜的好莱坞式结局，但它还是将这个观点美好地呈现出来，不失为愉快地度过两个小时的一种方式。

◆ 对自己的能力有信心，学习在必要的时候坚持自己的立场——但要注意你表达的方式（参考关于沟通的那一章）。

◆ 如果你处在高于其他决策人的位置，要学会分配任务，不要自己监督，不时地放权。这点可以类比于一个餐馆里的厨师——你不会进厨房去检查一个厨师的工作，对吧？只要工作人员都训练有素，一切都会好的。

▶▶ 给老板和热心人士的建议 ▶▶

◆ 明白阿斯伯格员工所表现出的强硬和控制欲是一种应对机制。

◆ 学会辨别控制欲和提出好主意之间的不同。

◆ 如果你要进行重要的转变，不要只是把问题丢给他们，多做些工作，在变化发生之前给他们一些时间消化新的概念。

◆ 如果他们对变化发牢骚，别认为那是针对你的，或者认为他们很懒。那只是他们为了宣泄和释放压力、制订新计划时的应付机制。

思考

◆ 将你能改变兴趣和放下控制的方式列举出来。

◆ 你自然而然最想做的事情是什么？发生了什么？

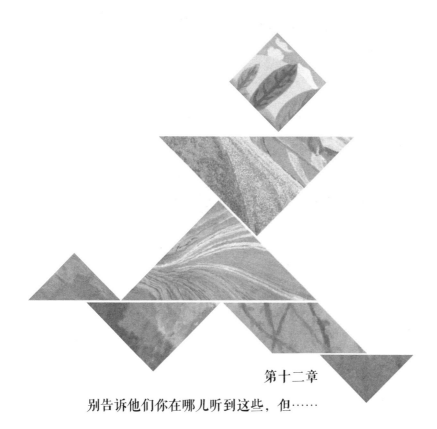

第十二章

别告诉他们你在哪儿听到这些，但……

有阿斯伯格综合征的人常常成为流言蜚语的靶子。他们在社交、闲聊以及其他（语言、动作、姿势）所谓的小细节上无能为力或缺少愿望，这令他们显得与众人格格不入，并引起他人猜测——特别是在他们的情况尚未被人知晓时。

> 在对真实情形缺乏认识而造成的真空状态下，猜测引发谣言是自然而然的事。一部分可能基于以下想法：猜测是滋生谣言的温床，进而将真相冲散，如此这般。
>
> ——刘易斯

这常常始于青少年时期，并可以持续到整个成年期，渗透（如果没有破坏我们的职业生涯的话）并摧毁我们工作场所的和平。尽管一个安静、单独的工作场所可以避免注意力分散与被干扰，减少社交互动，但也不能避免人们做所做之事的本性。

> 如果你固执己见，或看起来别出心裁，人们就会认为你态度有问题。
>
> ——G博士

我们发现当阿斯伯格综合征一族的怪癖被同事接纳后，他们彼此可以相处得越来越舒服，本书所引用的一些访谈也发生在工作场所——他们多年来都相处得很愉快。然而，绝大部分人都同意"因为熟悉而渐生藐视"这一观点。即便对于我们中那些善于

在短时间里表现得像普通人一般的人，也需要付出极大努力并逐
渐心力交瘁。加之每天暴露在他人面前和过度的刺激，更让我们
疲于奔命，最终我们不得不卸下自己的防御，回归真实的自我。
当我们的外在（习得的行为）开始表现出漏洞时，我们开始感受
到其他人正极力想把我们区分出来，我们感到被监视、被憎恶
（通常是关于私事，而不是关于工作能力）、被揭露。这引起的
尴尬——由于与众不同所致的尴尬，成为一个恶性循环。我们越
是退却，就越引人遐想、令人厌恶：

> 我发现我可以较好地与陌生人简单交谈，尽管我依
> 然常常会跨入那条错误的路。当我不得不周复一周地必
> 须每天与这个人共处数小时的时候，这对我来说就构成
> 了一个巨大的问题，因为我不能够融入社会并像他们彼
> 此之间那样建立关系。这样我在社交方面的笨拙就进一
> 步彰显出来。
>
> ——G博士

> 起初人人都很和气。当人们逐渐了解你或当他们认
> 为他们已经了解你后，他们就开始排挤你。
>
> ——威廉，30岁，自谋职业的园艺师

> 阿斯伯格综合征本身并不令人痛苦，痛苦源自其他人。
>
> ——托尼·阿特伍德《阿斯伯格综合征完全指南》作者

感到不舒服、被人厌恶、被人误解让阿斯伯格综合征的特质进一步明显，也是让多数人感到压力与不愉快的重要原因，尽管他们说他们不在乎。他们一直争取被接纳或至少不站到被否定的路上影响工作绩效，因为这摧毁了一个人的自信心。无论你有多么聪明、能干、善良，如果你走到哪里人们都误解你，进而厌恶你，这将形成累积效应，影响你哪怕只是试一试的意愿，并将损害你对工作的热情。

> 我曾经有一份非常好的工作。问题是，我周围的人认为我是一个乡下来的白痴。
>
> ——斯科特

告诉你的同事和老板你有阿斯伯格综合征并不能保证他们会理解你，除非他们真的花时间来了解你，比如阅读本书或其他深入探讨阿斯伯格综合征的书。这并不是人们立刻就能掌握的东西，但只有通过频繁、深入的互动，留意观察与研究，你才能真正理解症状。最近一个有阿斯伯格综合征的女孩连续几个星期参加了一个非常火的电视真人秀节目。这个与其他几个年轻女孩合住的女孩很快成为室友们监视、闲聊、嘲弄的目标，尽管她们预先被告知她有轻微的孤独症。当然，她们只是群青春期的少女，并不是成熟的成年人，所以才会这样做，对吗？错了，无论年轻还是年老，受过教育还是没受过教育，传播流言蜚语的天性根植于人的基因。

我曾经做过一些体力活，没有什么技术含量，那里的人们给出的反应与我进入办公室时得到的反应是一样的，只不过不是那么有礼貌而已。

——G博士

闲聊、开玩笑、态度、期望值、占上风、冷落、暗箭伤人、含蓄的羞辱。相当痛苦的东西。常常让我防不胜防。

——瑞利，50多岁，艺术专业，失业中

有阿斯伯格综合征的女性与男性阿斯伯格综合征相似，具有孩子气的特质。看起来人们常常将阿斯伯格综合征女性的天真烂漫误解为打情骂俏、滥交、不成熟，等等。这些可能也确实让她们容易受到来自性捕猎者和办公室绯闻的伤害，尽管她可能对于她到底做了什么和到底哪儿做错了完全没有概念。有阿斯伯格综合征的人有某种不在意，当他全神贯注于某事时就不能注意到别的事情，真是天真无邪呀！

我是一个狐狸精，和男人打得火热，我早已名声在外，可是我只有相当于5岁儿童的低智商，我是搞不懂为什么的。

——米娅

一旦这种紧张空气在职场中形成，对有阿斯伯格综合征的人来说，这往往意味着结束的开端。许多人为此离开了他们喜欢甚至深爱的工作，因为他们无法与同事相处。这并非他们自己惹是生非，这是他们最不希望的，而是因为他们已经成为监视与流言蜚语的靶子和办公室（或商店）倾轧的受害者。

写下这类书籍本身具有危险，那就是它看起来好像全是坏消息。其实并非如此。

> 尽管交流上有些笨拙，我依然被认为是最和蔼可亲、脾气最温和的员工之一。大多数时候他们（同事们）接纳了我的小小怪癖。
>
> ——葛文

> 最喜爱的工作？在一家健康食品公司做收银员。因为同事们全都是容易相处、不挑剔的人，有的也像我一样有些另类。
>
> ——瑞利

我们更喜欢在什么样的环境里工作？

> 一个温暖的、悠闲的地方。与有趣的人们共事，且不评判。没有人老盯着你，好像你的头正放在断头台或是什么东西上一样。
>
> ——瑞克，50多岁，售货员

▶▶ 给员工的建议 ▶▶

飞短流长，人之天性。不断发生又不断地即将发生，直至人们被演化成全然的圣徒。此时，你如何掌控这局面？

◆ 如果他人正说着闲话，切莫传播流言。即使你传播流言蜚语，你也不会被接纳成为群体中的一员。如果没有人传播流言，流言不会自行散布。

◆ 即使你不散布流言蜚语，你也可能被流言蜚语所伤。你完全不必散布谣言来成为他们的靶子。管好自己的嘴巴，不要泄露自己的秘密和个人信息。当人们被谣言殃及时，他们会抓住任何事物作为救命稻草，这也包括你曾经告诉过他们的事。

◆ 如果你不幸成为办公室流言蜚语的靶子，不要追根溯源或者私下里要求他们停止。如果你单独与制造谣言或流言蜚语的人交涉，他们可能对你有一套说辞，转过头来对其他人又是完全不一样的说辞。如果他们完全不诚实地说了关于你的谎话，那什么可以阻止他们再说一个谎话呢？又或者，如果他们用如此不友善的负面方式来谈论你，当涉及他们的利益时，他们将再次歪曲事实。你已经给了他们如此多的谈资，如果你还要私下与他们交涉的话，你将连个扭转局势的见证人都没有。

◆ 你可以尝试去管理，但那并非总是有效。

◆ 忽略它，它自会烟消云散。可能吧。但如果不是这样呢？

◆ 公开地抨击流言蜚语。如果流言是谎言或不实的指控，

用一切方式保卫自己。如果流言蜚语近乎欺凌，那么你的工作与
生活就处在危险的边缘——我们将在下一章节讨论这一问题。当
一定数量共事的人聚在一起，你可以当众说一些诸如此类的话：
　　"我知道有些人，但我并不知道究竟是谁，正在说我这样那样的
话，我希望这屋里每一个人都了解，这些谣言毫无疑问都是不实
之词。我会感激你从别人那听到这些时不去相信它。那个人，无
论他或她是谁，我也不知道你从哪里获得这些信息，你散布这些
关于我的恶意的谎言想要得到什么，但你错了，如果你就此罢
手，我将感激不尽。感谢诸位的聆听。"
　　与你共事的人可能有点小小的震惊，但流言将会从你转向那个
始作俑者。你不会因为当众大吵大闹而被解雇，除非你在顾客面前
这样做。你的老板没准儿还会为你没有他的帮助自己处理了这事而
高兴。从你的部分来说，你没有对作恶者指名道姓也显示了你小小
的水准——你并未针对某人公开羞辱他，尽管他曾这样对你。当然
人们最终都会知道他或她是谁，从此以后都不会再相信他或她。人
们也许已经知道你有阿斯伯格综合征或有些不寻常，但现在他们将
知道你不是个傻子，你也有自尊与长处。这当然也并非是放之四海
而皆准的方法，但你可以将其收藏以备不时之需。
　　◆ 如果流言是仅仅针对你的谣言，你在采取措施时可能会考
虑披露真相，如果你的行为将你置于对立面足以引发另一场口舌
之争的话，这将给他们一个参考标准，或者至少是理解的开端，
并阻止他们"自行发挥想象"。

这里必须提一下接纳他人与不要将他们排除在工作之外这两条路。

尽管你要求并得到了你自己的空间，你还是得一次又一次地处理与他人的关系。围墙也不能阻止一切，当然也不能抵制有害的氛围。你将不得不一点点地学会站起来为自己说话。这并不容易，而且相当痛苦，因此尽量明智地选择工作，将风险最小化吧。这些我们将在第十五章、第十七章、第二十章等章节展开讨论。

▶▶ 给老板和热心人士的建议 ▶▶

散布流言蜚语也许是人的天性，但并非我们最高级的特性。并且一些流言蜚语可能更为险恶，尤其是当其中充满恶意与诽谤时。

◆ 阻止员工在职场中闲聊。如果说作为老板你任由员工们谈论别的员工未经证实的一些负面的事情（假使你知道这事），那么你基本上可以算是他们的同谋。你验证他们对于此人的负面看法。所有一切需要的就是能极大改变这样的气氛的一份善意。

◆ 积极地与阿斯伯格综合征员工交谈并正面地评价他们。我们都还记得高中时代的小团体是怎么回事。经常有这么一个人，常常欺凌别人，但也并非一贯如此，他通过拒绝或接纳你进入团体来成就或瓦解你。如果作为权威形象的你曾经说过有关这些人的积极正面的话，比如"他们是如此优秀的员工"，"他们有许多了不起的点子"，或仅仅是"他们是多么善良的人"，那么，你的员工们可能就会以一种全然不同的视角来看待他们。你可以在消极谎言扩散开来前用积极正面的真相占据我们的职场空间。但你得赶紧的，赶在第一波臆测与排斥扩散之前。正如温斯顿·丘吉尔所说："当真理还没来得及穿上裤子前，谎言已经绕地球跑上半周了。"

◆ 对他们加入交谈的努力表示支持。不要嘲笑他人在社会化方面笨拙的尝试，也不要参与到对他人奇怪的方法与习惯的谈论中去。

◆ 别忘了同情的力量。这足以说明这位阿斯伯格综合征仁兄正在尝试，并且由于误解，可能绝大多数时候他们都是孤独的。

◆ 他们在你周围越感到舒服，就会越放开自己，更轻松和更少强迫的交流就越来越多。

◆ 给你的阿斯伯格综合征员工自己的空间，可以将他们不得不忍受去交际的人员数量减到最少。

思考

🎁写下过去你拒绝与消除流言蜚语的策略与方法。

🎁哪些有用，哪些没用？

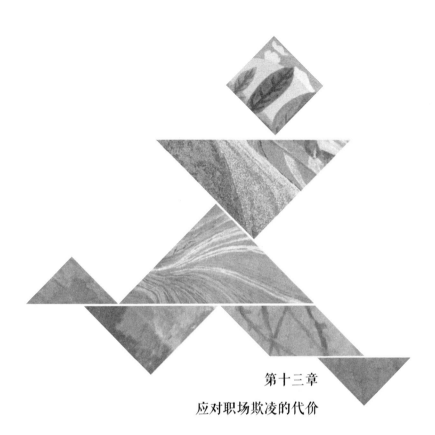

第十三章

应对职场欺凌的代价

欺凌无处不在，而且看起来就像是根植于我们的基因。为什么老板需要花费时间和精力来关注这个问题呢？因为公司、小企业，往大了说，整个文化氛围都存在着一种"适者生存"的心态。事实上，欺凌的存在花的可是老板的钱——大量的金钱——病假工资、高昂的失误率与生产力丧失。这些在近年来的研究中初现端倪，如美国民意调查公司的职场欺凌调查（2007）发现，有37%的美国人曾经遭受过职场欺凌。内米（Namie）等人在2003年给出职场欺凌定义如下：由一个或更多职员加之于另一个职员的反复、恶意、危害健康的虐待。

基什利（Keashly）等人2003年给出的定义如下：欺凌的形式林林总总，包括不实的指控、恶意的言辞与举动、大喊大叫、排斥与冷暴力、侮辱与过分的批评、来自上级的不合理工作要求等。欺凌常常会导致做出为了身心健康而辞职的这种影响终身的决定。

亚马达（Yamada）在2007年提出：无论目标指向是不是有阿斯伯格综合征的人，欺凌都可能引起害怕、孤立、对他人失去信任、尴尬、羞辱、怨恨、敌意等反应。隐藏错误或不让别人把注意力集中到自己身上的做法，影响了一个人的工作质量——换言之，就是要安全地玩转职场并泯然于众人。这意味着更糟糕的职业道德准则，以及个人工作热情的下降。欺凌还可以引起一些常见的压力所致的躯体状况，例如抑郁症、高血压、心血管疾病、免疫系统功能减弱、创伤后应激障碍等，在此仅罗列一二。

有阿斯伯格综合征的人在遭到欺凌时常常不能很快意识到这一点，因而常常沦为人们欺凌的对象。

> 当别的员工干坏事时我不能总说出来，因此，通常我只有忍受。
>
> ——本

事实上为写本书我曾访谈过的所有人几乎都曾经在职场上遭受过这样那样的欺凌，有时甚至是身体的欺凌。

> 上班时有个女孩趁我坐下时抽掉了我屁股下的椅子，结果导致我的椎间盘破裂，但我的公司和我的医生都不愿意把这个问题与那场意外联系到一起。至今我仍感到疼痛。
>
> ——米娅

> 我正帮助一个男孩出门，他非但不感谢我反而朝我扔了一个订书机。另一个男孩拽着我的领带，差点用一把电工刀把我的喉咙都割裂了。我真的以为他要把我给杀了。事情发生之前几个月，我真的曾帮助过这个男孩从一些紧急情况下脱身。对我来讲，越是受教育程度低、圆滑世故的个体，与他们相处越是困难。我不知道自己是怎样激起了这种人格类型的人的敌意。在以上两种情况下，我完全不知道这里有什么问题，甚至不知我

被人憎恶。我就这样被人放了冷箭。

——沃尔特

总是有那么多助阵的旁观者与卫道士，看这些"斗牛士"轻而易举地打败这些阿斯伯格"公牛"。更多受教育程度较高的人只是不那么直接，不那么野蛮而已。

——G博士

他们带着阿斯伯格综合征天生的焦虑、"或战或逃"这种与生俱来的对社会交往的反应，以及先前存在的创伤后应激障碍。想象一下，最极端的欺凌是怎样最终落到了有阿斯伯格综合征的人身上。它可能是创伤性的，达到了严重疾病甚至期望从社会中退缩的程度。当然这对他们的工作也是致命的打击，如果这不是他们整个职业生涯的话。这可能导致极有价值和能力的员工一直不上班，一方面由于某种利益，另一方面可能因为扣钱后的薪水远远低于贫困补助金。

对我来说职场即意味着欺凌与虐待、残酷的倾轧、被孤立、成为替罪羊、欺骗与疾病。我进入研究生院学习，但我连一份最低收入水平的饭碗都保不住。

——艾莉森

并非只有同事才恃强凌弱。

　　我工作的商店的老板是个火爆脾气。他认为顾客们喜欢看到经理严厉责备员工，并认为这证明他愿意积极处理问题。

——约翰

　　一旦我需要思考，我的老板就一直尖叫"你到底在干吗？"我的笔记本简直可笑极了。三周以后他们解雇了我，他们说我不适合这个工作，他们不喜欢我的性格，嫌我做事太磨叽，在顾客面前显得太羞怯，等等。在某种程度上来说，这也绝对是最最令人感到羞辱的工作。

——艾莉森

　　我遭受到了来自经理的强势态度与隐晦的威胁。我发现在压力之下保持冷静是一件特别困难的事，那些计谋特别令人挫败与不安。当感到有威胁时我不能正常说话与工作，同时变得特别焦虑。

——西恩

　　目前我们在合法保护职场欺凌受害者方面做的仍远远不够。当然，如果受害者有残疾，他们就可以获得来自美国平等就业机会委员会（EEOC）或你所在国家的类似组织的援助，但如果阿斯伯格综合征人士不符合所在地区的全部诊断标准，或是没有被正式诊断，可能不会被视为残障人士。再加上很多类型的欺凌很难得到证实，光是担心被报复就让许多人不会采取行动保护自己。

▶▶ **给员工的建议** ▶▶

◆ 加里（Gary）博士和露丝·内米（Ruth Namie）博士已经成立了一家名为职场欺凌研究所的组织，可以提供协助与信息。按照内米的介绍，在遭遇职场欺凌的时候你可以采取一定的步骤保护自己。你可以在资源共享的部分看到他们的网站地址。

◆ 一旦欺凌开始，人们很容易感到像是个受害者，或撤退，或害怕制造混乱而令事态变得更糟。以我自己以及那些我曾访谈过的对象的经验来说，一旦欺凌模式开启，你除了不遗余力通过合法的手段来保护自己外别无选择。请切记，获得一份无须害怕受到身体攻击和心理骚扰的工作是你的权利。然而我们倾向于感到自己有缺陷，并莫名其妙地认为这都是我们自己活该，我们并不该如此——这完全是对那些欺凌弱小的人的映射。

◆ 无论如何，身体的攻击都不可容忍。应立即向相关部门报告这类事件——人力资源部、老板、医生，如有证据也可报警，同时也可找律师。尽管由于担心遭到报复我们不敢留名，但你将不得不这么做，否则没有人可以帮得到你。虽然你不能要求针对欺凌采取什么行动进程，但至少你可以从老板那里得到保证，职场欺凌将不会再发生。你有理由要求赔偿，但这取决于几个因素，包括事件的严重程度、你所在地区的法律等。

◆ 鼓足勇气，尽可能自信地通过这痛苦的考验吧。你有权利在安全的环境中工作。不要为"制造事端"而感到抱歉，事情并非你所引起。

▶▶ 给老板和热心人士的建议 ▶▶

◆ 对欺凌采取零容忍政策——无论从行动上还是从语言上。在口头上对这个政策说漂亮话是一回事，践行你所说的又是另一回事。欺凌不仅花费了你的金钱，还让人们如同生活在地狱中。

◆ 对于阿斯伯格综合征人士来说，认识到欺凌具有破坏性结果可能更加紧迫，因为阿斯伯格综合征人士在面对欺凌时更难保持头脑清醒。

◆ 当我们遭遇欺凌时做出的"或战或逃"反应也有可能让我们像在汽车车灯前的小鹿一样，茫然不知所措，我们可能完全无法在语言或身体上自我防御。

◆ 有些组织和个人，比如我自己就可以提供针对这一主题量身定做的培训。由于不断增加的人群数量，孤独症感觉意识训练应该像防性骚扰训练一样是非常需要的。与你所在地区的孤独症服务机构联络看是否他们了解有这样的项目或当地的咨询顾问或访问我的网站（www.help4Aspergers.com）。管理人员和工人可以参加一项自身训练。

◆ 像职场欺凌研究所这样的地方也可提供工作坊和自身训练，他们具体的联络方式详见资源共享部分。

◆ 目前尚无足够的反职场欺凌的法律，但可能近期会出台相关法律。如果你知道谁是你们公司欺凌弱小的人，尽快和他谈谈这事。他们可能是你最好的朋友、密友，你可以与他共进午餐或打高尔夫球。把你的个人喜好放一边，因为他们让你花费了远超过他们创造的价值的金钱。告诉他们要么停止对阿斯伯格综合征员工的行为，要么自己卷铺盖走人。没什么比这振聋发聩！提供有关阿斯伯格综合征的书籍给他或她阅读，如本书，或让他们与阿斯伯格综合征专业人士交谈。建议他们就自身问题寻求心理咨询，因为在他们的行为后面可能有某些自身的原因。通过你的努力，你并不只是可以帮助阿斯伯格综合征本人。你的态度有坚实的经济和道德基础。

◆ 坚持到底。这种行为是根深蒂固的，没有人能够在一夕之间改变。就像任何成瘾一样，一旦他们感到那个危急时刻过去，不再被人监督，他们又回到旧有的行为模式里。

◆ 诚实地检查自己对于公司里那些容易受欺凌的人的行为。是不是权力和压力引起的焦虑让你成为欺凌弱小的人？没有人会认为自己欺凌弱小，但如果你是个急性子、待人不公平，如果你愚弄或侮辱你的员工，那你就已经一次又一次地披上了那层欺凌者的狼皮。给你一些我给其他欺凌者的一样的建议：尽量友好地对待那些受害者，看他们积极正向的方面，冷静地私下与他们交谈。告诉他们你已经改变了你的方法，为引起你做如此方式行为的任何原因去寻求帮助。然后坚持这一切，因为你将需要时间来证明你自己。一旦你曾经欺凌某人，他们不会忘记，让他们再次信任你需要一段时间。如果这听起来像给予孩子的建议，那是因为欺凌行为本身就相当孩子气。

◆　有很多很好的书籍有助于提高你的领导力和管理技巧。你可以确信你不可能在其中发现"羞辱与离间"。

思考
❖写下你自己对于欺凌的看法以及预防与纠正欺凌的策略。
❖哪些在过去有用？哪些没用？

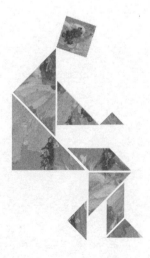

Asperger´s on The Job

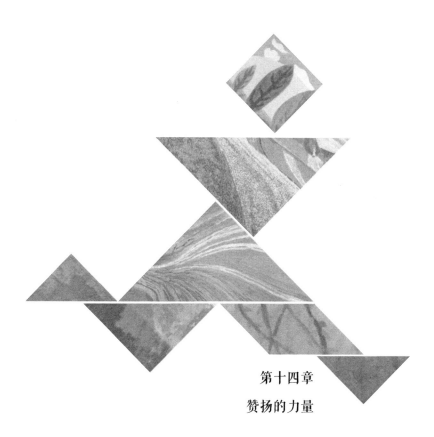

第十四章

赞扬的力量

因为我们无法时时读懂微妙的暗示，因此请向阿斯伯格综合征人士发出正面强化鼓励，好让我们明白自己做对了某事，明白自己的方向正确，这是必要的。一个善于鼓励的上司能改变一切。如果你的员工在某件事上做得不错，就算于你而言是微不足道的，也请告诉他们。赞扬细节——"你是我们最准时的员工"、"你处理这个任务的方式我特别喜欢"、"新的文件分类系统比原来那个好多了"，会给他们带来更多信心。更多信心意味着更大的动力，而你将得到一个更快乐、更具生产力的员工。

任何关于效率管理的书都会告诉你，用正确的原因激励人远好过于用错误的理由惩罚人。循循善诱、修正提高胜于羞辱侮骂、高高在上。虽然道理不言自明，可很多老板会选择后一种方式。这属于欺弱伎俩，老板应明白用这种方式长期来看是无法取得理想结果的。

赞扬的力量不可低估；赞扬的力量应予以培养。很多时候管理者会不以为意，然而赞扬是一个赋予员工价值感的极为有效的方法。无数例子表明，赞扬能显著地提高生产力（HR Village网站，2009）。

在事后对做好工作的人给予奖励并不能激励人：公司不能只看结果，依结果奖励。领导者必须鼓励经理人和管理者在工作过程中主动接触员工，并对有价值的行为发出实时的积极正面鼓励（Pounds，2008）。

给予正面强化鼓励在阿斯伯格综合征人士的情况里更加重

要，因为他们有完美主义倾向。

同时有阿斯伯格综合征和完美主义的人对批评高度敏感，格外惧怕出错。你可以通过强调做对的方面，来帮助他们更真切地认识到自己取得的成绩。要一直以积极的态度认可他们，让他们明白他们做得有多好（De Vries，2007）。

> 校长很少和我说话，当她说的时候，会在同学面前责备我。我发现如果老板将要以高高在上的姿态和我说话或向我叫喊（私下也好，在人前也好），那就不会有好事。
>
> ——本

阿斯伯格综合征人士有种普遍的感觉，即别人似乎脑中都有个既成剧本，而自己则要即兴编词，因此赞扬更为重要。对做对事情（即使是小事）做出积极鼓励，能够减轻因缺失这种分析表情、语调、身体语言的能力而造成的不确定感。

"我找不出现在的老板有什么什么缺点。上次他给我很棒的评价。他说他的店看上去特棒，功劳都在我。"

如果这个要求太高，那你要明白，阿斯伯格综合征对老板并没有不切实际的期待：

"他／她会友好待人，彬彬有礼。"

"他／她会自觉与人合作，不会默默无闻。"

"他／她理解我的个人限制，能从现实出发创造适当挑战性。"

努力理解自己的症状的阿斯伯格综合征人士会明白自己的优势及劣势，他们会明白健康的工作关系是双向的：

"我有个完美的老板。问题症结在于我。"

▶▶ 给员工的建议 ▶▶

◆ 如果你觉得老板批评指正的方式让你感到焦虑，你可以请他私下用更有建设性的方式提出批评。

◆ 如果你得到负面的评价，试着理解老板的出发点。阿斯伯格综合征人士自己也承认的，他们一般不大会处理批评意见。想想你自己给别人提意见的方式。你往往直言不讳，不会包装语言。而你期待别人能理解你的出发点：希望改善，追求完美。要知道你的老板也是如此，他自己或许也有点沟通上的问题。一起努力找到解决的办法。

◆ 赞扬是双向的。如果你想得到他人的赞赏，那么请对别人的工作表示欣赏，做到包容、奉献。

▶▶ 给老板和热心人士的建议 ▶▶

◆ 自发地频繁地给予鼓励。鼓励是一种标志，让阿斯伯格综合征员工明白他们的做事方向是正确的。

◆ 阿斯伯格综合征员工的自主工作精神意味着他们确实在用心做事。如果结果不尽如老板之意，那么务必在私下以尊重诚恳的态度提出改进意见，不要在客户或同事面前纠错。

　　管理层的员工粗鲁无知，又不在乎人的感受。有时简直是恶毒。管理层想和你谈论问题时把你叫进一个房间，里面有两个或更多经理，那个感觉就像在被拷问，我觉得实际就是拷问。

——西恩

◆ 阿斯伯格综合征员工极擅长模仿并通过模仿来学习社交。如果你以正面的态度和我们打交道并注意方式，久而久之，我们也会由此学着以更圆润的方式和其他人相处。

思考

🔹 你对赞扬有什么回应？

🔹 你赞扬他人时有什么感觉？

🔹 当你给予鼓励而非批评时，别人会给出什么样的回应？

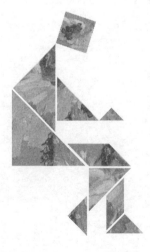

Asperger's on The Job

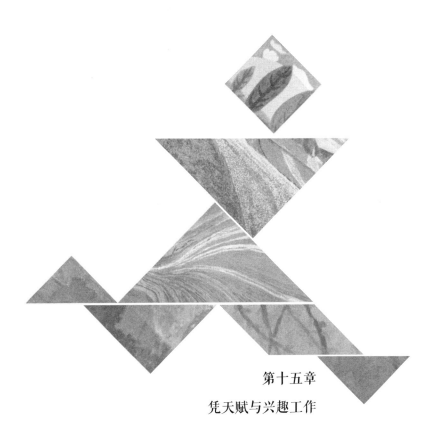

第十五章

凭天赋与兴趣工作

让某人带着其个人兴趣并利用其长处去工作。这将保证老板可以从阿斯伯格综合征员工身上获得最大的利益，同时员工也将获得最大的工作满意度。不要将某人硬推到他们不适合的位置上，那简直是赶鸭子上架。听起来很有道理，不是吗？

阿斯伯格综合征人士天生无法干好的事情（比如社交）常常并不会直接影响他们所从事的工作。相反的，有时他们在社交上的短处恰好是他们在职业上的长处。他们不喜欢在工作场所闲聊，这意味着他们有更多时间专注于工作。他们喜欢专心致志，所以他们不会偷偷翻阅桌子下面的杂志。如果他们从事研究工作，没人可以比他们做得更好，因为阿斯伯格综合征人士都是"信息控"。

除了研究，阿斯伯格综合征人士可能还擅长于组织、解决问题、写作、排版、修理、设计、工程、发明、数学等，也就是说任何他们可以控制一切因素并独立完成的活动。甚至可以是修剪草坪、刷墙这样一些琐事，因为这些事具有可以控制的、可定义的结果，并且与他人互动不多，还能随意收听音乐、新闻和有声读物。将他们置于总要与人打交道的位置则可能会麻烦多多，因为人是不可控制且难以预测的。有的人可能成为出色的老师，但阿斯伯格综合征人士可能并不乐意去高中当老师，而宁可去教大专、大学，或者去教更小的初级学校的孩子们。

对阿斯伯格综合征人士来说，最重要的事情之一就是获得早期诊断，我直到都将近30岁了才意识到自己有阿斯伯格综合征，还踏入了不适合自己的行业而受伤不已。

——本

与有与生俱来的阿斯伯格综合征倾向的人共事，引领他们去做适合他们做的事，而不是强迫他们去做那些让他们感到挫败的事情，是非常值得的。有挑战性固然很好，但正如一句古老的谚语所言："你不可能把一个正方形的桩子打进一个圆形的洞里去。"正如我们将在关于教育的章节中讨论的一样，如果你的员工在某个特定领域有天赋，但他又缺乏实践技能或必要的资质让能力付诸实践，建议和鼓励他自己去提升等级可能会有所助益。许多有焦虑谱系障碍的人士都有专长或兴趣，这些若在他们适宜的职业背景中则可得到很好的应用（Müller，Schuler，Burton & Yates，2009）。

在确保服务与效能之间没有鸿沟时，对工作的分工与协作能够使员工更好地发挥他的长处。

有段时间我曾在政府的公司就职，一位老板将我作为部门的智囊推荐出去。不幸的是，我的那个拍档几乎被我的怪癖弄疯了。当我与另一个拍档合作时问题才得以解决，后者与我比较兼容。通过这种方式我们建立起检查员团队。一些个人特质与技能的结合创造出运转良好与和谐的团队，但另一些却没能如此。

——刘易斯

　　有个做IT技术支持的顶级好手工作十分出色，于是被提升到管理岗位。他热爱他的职业，热爱他的工作，公司还给他提供专属的办公室让他可以专注于此。但他被要求出席会议，这对他来说十分困难。会议对于阿斯伯格综合征一族来说常常是高压力的来源。

　　我痛恨会议，我在CEO面前无法做到举止合宜或有效沟通。我情愿独自去做IT管理和行政，而让别的人代替我去参加会议。

——加文

　　公司相当器重他，才给了他这个职位，但只要他被要求参加会议，这种与焦虑的无休止的斗争就会持续下去。没有阿斯伯格综合征员工的老板和同事完全不可能理解这种集会到底有多么让阿斯伯格综合征一族感到不舒服。提前让他们获得会议议程，让他们书面提出他们的观点而不是在人群中表述，可能会是不错的解决方案。

　　由于社交及适应环境的困难给阿斯伯格综合征一族带来的焦虑，一些人已经被老板要求去服用可服的药物了：

他问我是否可以服点什么药物帮助我适应。我很疑惑那些普通人是不是也该准备吃点转变思想的药，以便他们更好地与阿斯伯格综合征同事们相处呢？

——G博士

众所周知，医生们正在使用处方药物（有人认为过于泛滥），帮助人们处理那些阻碍他们积极主动地投入生活的心理问题，譬如抑郁症。阿斯伯格综合征一族不能自然地融入社会并非源自心理上的原因而是源于神经的原因，尽管抑郁症可能也确实是阿斯伯格综合征的症状之一。

世间并无可以治愈孤独症的良药，更何况许多阿斯伯格综合征人士也并不期望"被治愈"，毕竟与阿斯伯格综合征症状相伴而来的还有许多特长。尽管一些人通过服药可以抵消一些焦虑和阿斯伯格综合征症状带来的其他副作用，但利用某人的天赋去培育他的幸福感与价值感倒也说得过去。天宝·格兰丁就是一位使用小剂量（三分之一到二分之一剂量）抗焦虑和抗抑郁药观点的支持者，我知道还有一些其他有孤独症谱系障碍的人也支持这一观点。但是在我为写本书去采访的所有人中，只有两个人支持抗抑郁剂并发现药物对他有帮助。大多数人曾经在他们一生中某个或多个时期支持用药，最后却发现药物制造的症状远比消除的症状更多。

我曾经吃过文拉法辛（中国未上市）、盐酸氟西汀、富马酸喹硫平片、双丙戊酸钠、盐酸安非他酮、西酞普兰、哌甲酯、曲唑酮、去甲替林、阿米替林、唑吡坦片……甚至更多药物。多数都达到最大推荐剂量。尽管我要求其他替代疗法，我的最后一位白痴医生几乎在我每隔一次去随访时都会给我增加用药剂量或者添加新的药物。

——艾莉森

我儿时曾服用利他林，但因其不见效而停服。后来我依靠在夜间服用氯丙嗪和丙咪嗪来改善睡眠和抗焦虑。我终于在十三四岁时摆脱了这些药物。后来，我在2000~2001年间得到了一份紧张的技术协助办公室的工作，这让我心力交瘁，我又自行开始了服药的历程，并第一次向专科医生寻求帮助，他给我开了盐酸安非他酮缓释片。这药太可怕了。我简直完全无法集中注意力。然后我又在一家半专业机构寻求注意缺陷障碍方面的评估，接着他们又将我转到一位专门治疗注意缺陷障碍的医生那里，此人从此让我陷入"试试这个药有用没有"的泥潭中。我们试过各种各样的像Adderal这样的普通安非他命化合物。由于紧张不安、心跳加速、耳鸣等副作用，我最终拒绝了所有的药物。我决定，无论有什么问题，我都要努力克服它，我将用我最本真的方式去感受它，也就是自然的方式。

——斯科特

当然，我也不是说建议你在药物对你有帮助以及在获益明显高于风险的情况下停用药物。但是，在一个用药片来解决所有问题的时代，认识到人具有多样性十分重要，我们都是这个世界伟大的平衡系统的一部分（见下一章有关心理测试的部分），与其将正方形柱子的棱角抹掉让它们套进圆形的洞，我们不如干脆整个方形的洞子，这岂不妙哉？老板、咨询师、职业教练及其他人应该认识到有些人不适合做某些事情，但他们依然是职场中非常有用的人才。虽然测试和突破限制是很棒的事，但利用一个人天赋的才能去工作而不是试图去除它，这将会让你获得最大的共同收益。否则一个人总是在艰苦地战斗，将难以发挥其潜能。

> 我拥有的不叫症状，而是技能，一种你所不具有的技能。正是由于你没有这项技能，你将其视为症状。
>
> ——菲尔（儿子患孤独症）

▶▶ 给员工的建议 ▶▶

◆ 如果你目前已被雇佣，尽量与你合拍的人共事并做适合你做的事情。与你的老板分享你的想法如"我喜欢研究但我确实不喜欢与顾客打交道"，抑或是"我知道我必须参加会议但在整个集团的人面前发言让我感到不舒服。我宁可将我的观点写下来私下里呈报给你"。

◆ 最好是从开始就以本来面目示人，强调你的优点。"我不爱交际。有的人可能觉得我害羞或不友善，但我会是个专注的员工。"

◆ 一些阿斯伯格综合征人士也参加了关于公开演说方面的课程，发现对于发表演讲确实有帮助。

◆ 治疗精神疾病的药物发生了翻天覆地的变化。它们中大部分，如圣约翰草提取物片、5–ST类、银杏叶萃取物等，都可以在某些超市、健康食品店和卖维生素的商店购买。如果药物治疗对你来说没有帮助，或是你希望情绪提升，但不希望成瘾的话，你可以了解一下对于抑郁症、思维不清晰、焦虑的自然疗法。一些药物和其他药物产生相互作用，一些有副作用，用药前你要尽量把这些研究清楚。

◆ 看看"个人职业规划表"，并完成上面推荐的练习。这将有助于你自己了解你是否处在适合的领域，并有助于进入到最为适合的工作和职业中去。

▶▶ **给老板和热心人士的建议** ▶▶

◆ 观察并了解什么是你的员工所擅长的部分。

◆ 当他向你倾诉工作中哪些令他感到舒服而哪些令他感到不舒服时，请仔细倾听。也许有些事情并非那么必要，尤其是与顾客及同事联络的事。

◆ 不要觉得挫败，或认为你的员工顽固不化、不合情理或懒惰。确实有很多简单的事情对他们来说做起来就十分艰难。正如有人曾说："不能与不愿之间有着天壤之别。"你越是多花时间去理解阿斯伯格综合征员工，这一切就越有意义。

◆　如果这份工作中的某些方面已经超过了某人的能力范围（如与来访者开会、做演讲、打电话），尽力去支持他们学习如何举止适宜（而不是去羞辱他们），或为他们找个共事的良师益友（另一位督导师与同事），可以帮他们出出点子，教他们其中的诀窍而不是在他们失败时严厉批评。

思考

❖ 你的员工的特别的长处是什么？

❖ 你将如何任用他们以令你获益？

❖ 测试对某项活动的阻抗——这到底是个"能不能"的事情还是个"愿不愿"的事情。

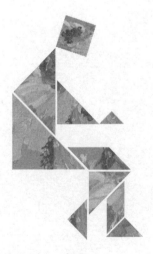

Asperger's on The Job

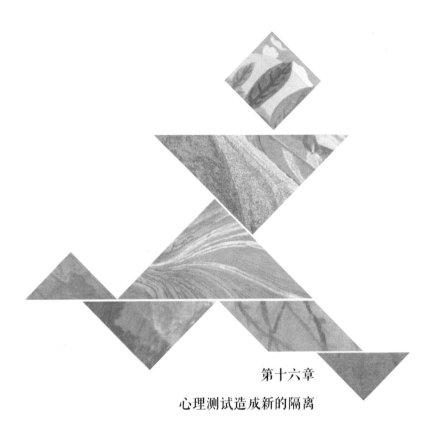

第十六章

心理测试造成新的隔离

我们是独一无二的、有创造性的。我们是梦想家和
创新者。没有我们这世界将黯然失色。

——玛拉，37岁，丈夫及两个孩子均有阿斯伯格综合征

我认为完全可以说，有阿斯伯格综合征症状的人从某种意
义上说都是另类分子。社交、团体思维的仪式，比如呈波浪形
或线形的舞蹈通常会让我们畏缩。想想伍迪·艾伦在动画片
《小蚁雄兵》中的形象。如果一个舞厅司仪对着一屋子的阿斯
伯格综合征人士高呼"让我听到你在说——耶！"他准会失
望。但这并不意味着我们不愿意参加聚会。

现如今某人若要踏入职场，他得先去找到这个"守门人"：
心理测试。表面上看，这已经被许多人接受，但对于阿斯伯格综
合征人士来说，心理测试就像夜间俱乐部门口的保镖一样，因为
我们不那么时尚就不让我们进场。

心理测试最初被开发并应用于测量智力水平。也就是最近
它们才被尝试用来测试与量化能力倾向与人格特征。能力倾向测
试有明确的正确与错误答案，以此来确定你是否具有这项工作所
需的技能，比如，你是否有数学才能（这与职业能力测试有所不
同），阿斯伯格综合征人士宁愿这个测试没有什么特别的目的，
而可以享受测试的过程。

由于职业相较于一项任务来说意味着更多，人格测试应运而

生。老板们希望确保员工们相互兼容并成为团结协作的团队。测试通常为没有明显正确答案的多项选择。接受测试的人常常被告知测试并没有正确或错误答案，但不知何故，神奇的是，通过他们的表现就可以测出他们的分数。人格测试可以通过现场、在线和电话等方式进行，你只需按下字母即可给出答案。

　　这些测试被越来越多的老板们采用。各种公司开发并贩卖测试以此赢利。仅以此来判断一个求职者是否有阿斯伯格综合征，目前对这些测试的应用仍有争议。

　　开发测试的公司往往就是评估这个测试并向老板报告这个潜在的员工的测试分数的公司。他们通常不会告诉老板哪一个答案是正确的或有功能的，哪一个不是，告诉申请者的信息更少。

　　没有任何主管部门设定标准来监管这个测试。

　　即便证实测试有效，证据也很少。

　　在《雇用有阿斯伯格综合征的人》（*Employing People with Asperger's Syndrome*，美国孤独症协会，2005）一书中，作者宣称，和给予孤独症人群一个展示自己技能与知识的机会的操作性测试不同，由于缺乏一个具体的正确或错误的答案标准，心理测试很容易让人迷惑。

　　心理剖析所展示的世界不太可能是那个有阿斯伯格综合征的人可以联想到的世界，因此在这个基础上对他们展开评估可能是不公平的。

　　权威的心理学杂志自始至终对心理测试持严厉批评的态度，

他们主要针对测试的有效性与伦理学两个方面。绝大多数的人力资源网站上会同时提及这个争论，但接下来会说："别担心，这里没有正确或错误的答案，只有真相。"这种矛盾性对阿斯伯格综合征人士来说是个诅咒。

> 关于做生意我有一个问题，即我期望人们在任何情况下都像是机器人，不管人们的衣着与发型是什么样的。我觉得普通公司都一样，我们都期望有相似之处，然后开始"欢迎进入社会，抵抗是无效的"。做生意要学的实在太多，比如通过营造接纳人的多样性以更好地鼓舞士气的工作环境来提高生产效率。我认为我们将开始看到对此的尝试，但对于现在来说，那还仅仅是可能将要看到的。
>
> ——米娅

当我见到天宝·格兰丁时，她对我说的第一件事就是"你要贩卖的是你的工作，而不是你自己"。人格测试要求我们为了得到贩卖自己的工作机会前先要把自己给卖掉。作为孤独症谱系人群中的一员，我的经历值得分享。仅仅接受过一次那个测试，我就可以这么说：我再也不会让自己接受那种测试了。我感到被侵犯和迷惑。我不知道我的答案是好还是坏，是正确还是错误，令我惊恐的是我将无从知晓。我并不想追求那份工作。我认为那个经理现在已知悉我的一切，以致长达数月我不再进入那家店铺。

　　做心理测试是一种公然的歧视，就如同只供应白色人种的饮用水喷头一样。不允许人们有思想上的差异。我在想这不干老板的事，只有我做了什么，并且只有在工作场所做了什么，这才与老板有关。

　　以下是"水晶球"广告公司将测试贩卖给其他公司时用的广告语：

> 预测你的新员工的成功前景
> 免费职业测试
> 雇佣之前提前了解你的新员工

　　下面是一个人格测试中问题的举例：

> 在以下三个词中选出一个来描述你自己：
> 可靠的
> 多变的
> 胜任的

　　阿斯伯格综合征人士看见这类问题可能就会犯嘀咕，认为这不合逻辑。这完全取决于具体情况，在任何给出的时间，他们可能感受到自己是以上三个答案中的任意一个。测试期间，阿斯伯格综合征人士可能感到不确定，且无法胜任，因此开始选择"多变的"。多变的也可能是有弹性的，这是一个正面的特质。下一步我们可能会有第二轮猜测并思考记分员可能会将其视为不可靠或前后矛盾的。我们可能就拂袖离去，不做这可笑的测试，并期望别人也这么做。

如果你研究些关于如何准备与应付这类测试的书，他们会教你说人们期望听到的话。对我们来说，回答不真实的答案很简单，但有违其初衷。

虽然能理解这些测试旨在通过提高能雇用到适合这个职位的方方面面的人的机会，来节省时间和金钱，但这并不意味着可以为雇佣到一个创新者、一个持不同意见的人、一个创造性的天才留下空间。这也不适合那些人，他们的技能可能超出一般，但你不得不容忍一些他们个性所带来的小小的不方便；一个人独特的思考方式只要给其一半的机会就可以丰富他人。

　　独一无二所带来的伤害远胜于它带来的帮助。阿斯伯格综合征人士可以适应但依然有怪癖。如果老板们理解这些，也许他就不会认为我们不适合那个岗位而辞退我们了。

　　　　　　　　　　　　　　　　　　　　——迈克

这些测试的支持者们用如下的论据：

如果一个求职者十分神经质或容易受伤，尽管他之前曾看过一些例子，尽管旁边有经过培训的专业人员给予解释与保证，这是一个有效并适当的关于一个人处理压力情景的显示器（Rowe，2009）。

然而许多类似的测试可以用电话或网络在线完成测评。同一个作者还宣称测试很有必要，因为人们通常不会在一个地方持续干上超过18~32个月——也许这是有什么原因的。也许不去力求找到那些愿意适应文化氛围和环境的人，这份工作的文化氛围和环境条件就能得到提升，这样人们就会对他们的生活感到满足。

从一些不同社会领域发出的反对使用人格测试的呼声日盛，包括医学、精神病学社会团体，人权组织，有孤独症谱系障碍的人，孤独症和阿斯伯格综合征社团。他们提醒我们平衡的重要性与存在于我们世界里的补充力量。

> 由于带着男性和女性的不同任务与差异性，总的来说，阿斯伯格的神经类型的差异性与任务对于我们的种群来说可能是一种优势。以一种奇异的方式，我们这个种群中非社会化的部分给社会化的部分带来了好处。
>
> ——刘易斯

越来越多的证据表明雇用具有更为广泛的背景和经历的人可以让组织更有创造性并提高他们的赢利能力。他们的职员应该像他们的顾客一样多样化（美国孤独症协会，2005）。

我有时会想为何沿用至今的这些伟大的应用软件，比如电子表格、电子邮件、文字处理软件，以及相关数据库，都是在七八十年代研发的？我们过去15年来最伟大的成就看起来就是对上一代梦想的方法的提炼——那些被珍爱和重视的创造力的火花和被接纳的怪癖。

IT业有一个长期存在的秘密，从事开拓工作，我们需要可以团队协作的人，而不是持不同意见的人。这取决于这个团队正在干什么。对于野餐等团队活动来说和谐非常棒，但这并不是导向生产效率所必需的。

不过，许多企业的人力资源部的人仍固执己见，用他们的人格测试来筛选人才。这是个可怕的操作方法。许多想找个技术职位的人会经历求职访谈，他们会被要求参与角色扮演或者被问到"假如你是一个动物，你希望是什么动物"诸如此类的问题。任何接受过培训和有资格的心理学家都会告诉你这个测试是废话连篇。

当他们突然出现在访谈中，没有预先征得同意，在这个求职者必须给出正确答案，来决定其是否能获得那份潜在工作机会的紧急关头，他们是那么鲁莽，并且可能是非法的（Factor，2006）。

当然，有人可以一直作弊。由于心理测试被越来越多的老板们使用，近年来出版了许多书专门介绍这些测试想了解哪些方面，并教给你怎样准备来对付这个测试，以及如何在测试中放松和提高表现力的小技巧。——这个测试原本是要在自然情况下，准确地评估你真实的人格特征。

一些规定还在人格测试使用上强加了限制条款。这只是个开始。

▶▶ 给员工的建议 ▶▶

要申请加入一个利用心理测试来筛选应征者的公司许多阿斯伯格综合征不想这样做。如果你在这方面感觉够坚强，你可以写一封信给这公司解释原因——或选择披露你是阿斯伯格综合征人士，或者以伦理学为基础。他们也许不会通融或为你放弃这个测试，但是至少你将有话语权。

如果有那么一份工作要使用这些测试方法，而你又很想得到，那你就去买些书来帮你准备。

接纳多样性有两方面。一些有阿斯伯格综合征的人开始认为阿斯伯格综合征人士比普通人有优越性。他们开始不相信非孤独症谱系的人群。这同样是一种歧视。如果你想在这世上取得成功，你必须学习接纳自己的缺陷并了解他人的长处。把每一次面对非孤独症谱系人士视为一种文化的交换——关于想法、仪式、规范、常用语等的交换。

如果心理测试实在让你烦恼，采取行动，写信给你喜爱的公民自由或反歧视组织。

▶▶ 给老板和热心人士的建议 ▶▶

如果你已经开始使用这些测试，你可能没有找到什么好的理由不用它们。然而，一旦你寻找证据，你就会发现在这些测试里固有的歧视，其有作用的证据也很少。

如果你选择终止这些测试，你就站在了道德的制高点，走在了运动的前列，因为极有可能在将来的某个时刻这些测试会变成非法的。

我还会敦促你去思考是否爱因斯坦（可能有阿斯伯格综合征）、丹·艾克罗伊德（诊断为阿斯伯格综合征），以及其他一些著名的成功的阿斯伯格人士，如天宝·格兰丁博士等对这个社会有极大贡献。你认为他们会赞同还是会反对人格测试呢？

> 思考
>
> ◈ 你会接受人格测试吗？
>
> ◈ 你会为之做准备吗？
>
> ◈ 假如你是老板，你认为雇用多种人格特征的员工的好处与坏处分别是什么情况呢？

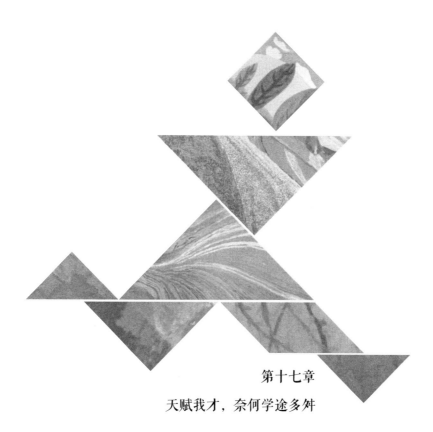

第十七章

天赋我才，奈何学途多舛

　　尽管许多阿斯伯格成人有着高智商和对知识的热爱，但由于缺乏相应的正确的诊断和对该症的理解，他们难以完成高中学业，更不用说读大学了。社会交往困难、焦虑、缺乏对课程的兴趣、受欺负，甚至觉得自己比老师更聪明，这些因素都会妨碍他们升学、修学或毕业。在受访的阿斯伯格综合征人士中，一些人有高中学历，至少尝试过继续读大学。另一些人有几个职业（短期）教育或远程教育的证书——也就意味着更少的近距离人际交往。还有一些人由于压力过大，常常需要请假，结果得用比别人更多的时间才能完成学业。那些高学历者（博士们）在学生生涯中更喜欢博士阶段，因为这个阶段给予了他们自主权。直到今天，仍只有寥寥可数的几所大学在对待阿斯伯格综合征的问题上有充分的认识和培训。许多大学缺乏相关资源，这是个较大阻碍。

　　你的阿斯伯格综合征员工可能有着超出他们学历所能表明的能力和才华。因此：

　　◆ 他们的薪水、声望、个人价值或者说重要性也许都没有达到他们觉得自己能够达到的水平。

　　◆ 如果他们有更高的学历，也许你会更重视他们。

　　◆ 他们有可能处在完全不适合自己的岗位或行业。

　　没有学历的人往往得做一些本来不必让他们去做的工作。工厂、仓库、零售、普通的办公室工作和劳动岗位通常不需要你有学历，但需要你有人际交往能力，因为这些工作既得和公众接触，又得和同事打交道。在这个（蓝领或低级白领的）层面上，一个人听指挥的能力被人们认为比创造力重要。年轻的阿斯伯格综合征男性可能成为一名理货员；而年轻的阿斯伯格综合征女性也许当了客服代表……仅仅因为他们没有学历。

大部分阿斯伯格综合征人士会发现自己的职业角色既不能带来足够的声望，也无法充分发挥自己的聪明才智，还不可避免地需要与外界频繁接触。社会交往困难重重，学业与工作中充满挑战，这使得这些聪慧敏感的人慢慢变得消沉。他们不知道自己到底错在哪里，以至于连一个饭碗都保不住。他们的工作和事业会经历反复的变动，也有可能成为自由职业者（虽然自由职业对阿斯伯格综合征们有一定的好处，但也意味着要常常在财务困境中挣扎并处于孤独之中，无法解决与人联系的内在需求）。

对此，阿斯伯格综合征人士该怎么办？大多数的阿斯伯格综合征人士都热爱学习，其中大部分人有中等或中等以上智商，有的甚至天赋异禀，但仍然会从学校辍学。该如何预防这种情况的出现呢？可能有人会希望有人能关注表现优秀的学生，能跟踪他们的缺课问题，防止他们辍学。现在的美国高中可能已经这样做了。但是对于那些在我写这本书时已年满35岁的人，当他们的问题出现时，还没有相应的医学诊断标准，更不用说构建支持体系的概念了。

　　我有一个副学士学位和一个钟表技校的文凭。我原本是想拿学士学位的，也尝试着去适应人际交往频繁的宿舍生活，但是行不通，最后我只好退学。

　　　　　　　　　　　　　　　　　　——沃尔特

即便现在，大部分美国高校的残疾人服务办公室（ODS）对于阿斯伯格综合征和其对学业的影响仍然缺乏相应认识（Farrell，2004）。一般说来，他们没有充足的时间和资源去关注一名年轻人是否莫名其妙地退了学。于是，不少阿斯伯格综合征学生从学校消失了，却无人知晓。在人少的学校，看到这样聪明的学生居然退学了，老师可能会在短时间内感觉惊讶，但是往往不会继续探究原因。如果一名学生的社会交往存在困难，人们往往会归结到心理问题或是个人的问题，而不是神经系统的问题。如果说心理咨询或许能帮到阿斯伯格综合征人士，我可以负责任地说，除非咨询师专攻阿斯伯格综合征，否则，这样做只会弊大于利。他们必须对阿斯伯格综合征有深入的理解，咨询才能产生效果。

没有校方的帮助，坚持完成学业的重任完全落到了个体阿斯伯格综合征的肩上。大部分高校都没有一个为约占总人口1%的孤独症谱系人群设立支持项目的预算。研究指出，在阿斯伯格综合征人群中，仅仅25%~30%的人读完了高中，其中又只有四分之一的人继续读大学（Schwarz，2002）。这组数据中并未提及实际上有多少人从大学毕业，以及他们毕业时的学历情况。

当然，也有一些专为阿斯伯格综合征学生设立的支持项目，会帮助他们升入大学，并提供支持直到毕业甚至工作阶段。但是，这样的项目并不普遍，只是个别情况，而且价格昂贵，应用范围有限。

我丈夫在被诊断前的20多年里曾多次退学。当他打算为了文凭再奋力一搏时，为了帮助他不再退学，他的医生和一名律师共同努力，交给他一份正式的医学报告。报告称，如果想要完成学业，他必须做出一些妥协。现在他的学业进展得不错。

——金，丈夫及孩子均为阿斯伯格综合征

对于多数既没有经过确诊也没有收到过医学报告的阿斯伯格综合征人士，挂科或退学已经是家常便饭，有两个或两个以上的肄业证也不足为奇。需要说明的是，尽管有些人有好几个文凭或较高的学历，如果他们的需求不能在职场中被有建设性地解决，维持一份工作仍将是件困难的事。

▶▶ 给员工的建议 ▶▶

如果学历对于你的自尊心和"钱途"而言都很重要，你可以试试以下几种方法：

◆ 一边工作一边参加成教或夜大的业余课程。

◆ 接受远程教育，在网上学习。

◆ 在某些大学（如纽约的帝国州立学院），用职业经历或生活经历换取的奖励学分也可以用来申请学位，这样拿学位证要修的科目就少了。

◆ 有一些为阿斯伯格综合征人群特设的高等教育项目。

◆ 有一些短期培训项目能使你取得某些从业资格，如理发师、私人教练、汽车修理工、厨师等。

▶▶ 给老板和热心人士的建议 ◀◀

经济效益是根本，有了人才会有经济效益，所以你最好的资源是人力资源。如果你的员工有阿斯伯格综合征，解雇他/她只会使其产生社交失败的挫折感，或加重他/她曾体验过的挫折感，等待社会救济的大军中会再添一员。此外，除了工作，阿斯伯格综合征人士几乎没有别的谋生途径，一名阿斯伯格综合征员工很难获得救济金。

◆ 请找他们聊聊，弄清他们的兴趣所在。如果你觉得你的员工不适合目前的工作，或没有发挥出自身潜力，请不要急着炒他们鱿鱼。他们也许值得你鼓励去参加一些课程，不管是不是与目前工作直接相关的课程。

◆ 没准你会发现，通过获得更多自信，他们的视野会扩宽，工作表现也变得更好。

◆ 如果进修的内容与工作相关，他们以后也许够格做更高一级的工作，比如，一名电工也能成为一名工程师。

◆ 如果你扩大了他们的职责范围，他们没准能为你带来更多价值，而他们的工作满意度也会更高。一名秘书也许能成为一名财务经理，一位前台也没准能为公司设计内部通讯和宣传册。

◆ 如果他们目前所从事的行业根本不适合自己，你仍然可以鼓励他们去充电，并给他们听课和找新工作一些时间。我们不妨祝愿他们以后有好的发展。你现在的保安有可能成为你未来的律师。

思考

❖ 请写下能使你继续接受教育和更好地发挥现有能力的方法。

❖ 我们将在《个人职业规划表》一章中做进一步探讨。

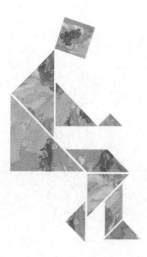

Asperger's on The Job

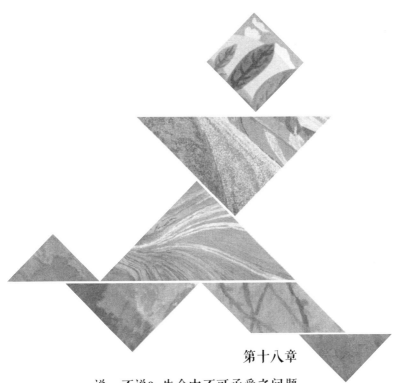

第十八章

说，不说？生命中不可承受之问题

如果你是老板，你会读这本书，或许是因为有员工鼓起勇气向你坦白，告诉你他/她有阿斯伯格综合征；或许是你正在怀疑有个员工有阿斯伯格综合征。无论哪种情况，你应明白，一个人告诉人们自己"是孤独症谱系上的"，需要勇气，也需要努力。

要不要告诉世人自己有阿斯伯格综合征，正反两面都有道理：

◆ "不出柜"就无法推进阿斯伯格综合征的议题，无法给阿斯伯格综合征群体带来正面的影响。

◆ 驳：如果一个阿斯伯格综合征人士工作顺风顺水，何苦自己无事生非？

◆ 不坦白自己的状况，身边人便无法找到参考标杆、平台，从而无法理解他们的典型行为。

◆ 驳：如果一个阿斯伯格综合征员工告诉同事或老板自己有阿斯伯格综合征，人们往往仍会对他们的行为感到奇怪。

◆ 不向老板坦白阿斯伯格综合征，在遭遇歧视时就无法被ADA保护。

◆ 驳：要证明工作上的问题根源是歧视，本来就是难事一桩。

如果你有阿斯伯格综合征，那么在这个问题上没有人能告诉你哪个答案是正确的。下面来看看不同角度的观点。

> 我不会告诉别人。他们要不就报以恶意（家人），要不就表示怀疑（友人），要不就居高临下（比如帮助中心

的职员、水管工等）。我从没遇过这三种反应之外的。

————崔西，29岁

从来没有哪个警察、法官或任何人在乎我是不是有孤独症。何必在乎？反正他们也不了解这个症候。

————弗兰克，25岁

我害怕的是被人划分到某个类别，或被人当作需要特殊照顾或同情的人群。我只是想被理解。我挣扎过，但还是找到了报酬不错的工作。

————理查德

最好让他们明白是阿斯伯格综合征，免得惹人猜想。如果你自己不给个标签，别人也会贴。虽然很多人说不喜欢贴标签，但是人们通过标签来思考和分类。"阿斯伯格"总比"神经病"好。先下手为强——要赶在别人帮你填空前，把那片空白填上。这是我觉得说出来比较好的原因。

————刘易斯

就找工作而言，我不建议摊牌。我知道老板歧视阿斯伯格综合征员工是违法的，但事实上你很有可能不会被聘用。如果能找到一个"正常人"任职，老板不会想冒险。况且，摊牌后，有人会以为阿斯伯格综合征是一种弱智，你也会被人当成弱智对待。我想说清楚的是，我认为这取决于阿斯伯格综合征对你的影响有多大。社交障碍格外大的人或许需要说明自己有阿斯伯格综合征，用以解释自己"特别怪，行为奇葩"的表象。这种情况下，你总不能让老板觉得你是个神经病。

——黛安

我曾给店里的经理一份阿斯伯格综合征特征列表，让他理解我的某些怪癖和行为。

——瑞克

我曾经试着告诉几个人，但后来不再说了。我发现他们无法理解，所以没必要。

——朱利安

这个决定从来都看个人。坦白不一定就是要你跑人跟前和人说，我有阿斯伯格综合征，而是告诉他们阿斯伯格综合征的什么方面可能会给你带来困难。也许你就只要简单询问老板，可不可以在办公室安上台灯，把日光灯关了……总体而言，这更像一种自我宣传。大部分情况下，我们鼓励阿斯伯格综合征们在受雇之后再坦白，因为面试环节坦白可能会影响受雇机会，而被雇后，他们就受ADA保护了。

——马特

ADA（*Americans with Disabilities Act*），即《美国残疾人保护法》，不保护未经正式确诊的人群，而即使你已经确诊，要证实你被解雇的原因仍然很难。

有时，歧视是赤裸裸的，正义却未能伸张。下面的故事来自北爱尔兰，一个男人通过了警察局严格的甄选过程：

> 警察学院院长知道我有阿斯伯格综合征后，把我以"未告知阿斯伯格综合征"之故排出局！实际的解雇过程就像一场闹剧，人们冲着我叫嚷，取笑我，说我是骗子，因为我没坦白自己的学习障碍/精神问题。我试着解释阿斯伯格综合征不是精神病，而且我的智商达137，不会有学习障碍，却被人高声喝止。我试着到公平雇佣法庭（Fair Employment Tribunal）上起诉他们，但因为没有财务资源聘请律师，只得作罢。我在他们为自己设计的筛选程序里过关斩将，打败了7600人，感到很自豪，就好像被选作登月的宇航员。但是不公正的法律却成了阻挡我的唯一障碍。现在我在工厂做工。

下面是阻挡人们说出阿斯伯格综合征的恐惧之源，颇有道理：

> 阿斯伯格综合征往往成为负面区别对待和排挤的目标。执法行业还没有为容纳阿斯伯格综合征人士做好准备。我自己的情况是，我配备武器，符合资格可以参与机密行动。我经过透彻的审查，拥有多份人品证明做参考。

纵然如此，如果我在工作中想要表现真我，尤其在我提起阿斯伯格综合征一事时，我就会遭到拒绝，原因是我的缺陷太多，不能做武装警员。

——斯科特

▶▶ **给员工的建议** ▶▶

◆ 要不要坦白阿斯伯格综合征，决定权在于你。

◆ 一种观点是，如果你工作顺利，而又告诉别人自己有阿斯伯格综合征，那么你是在帮助推进阿斯伯格综合征，提高受阿斯伯格综合征影响人群的声誉。

◆ 如果你在工作中遭遇问题，那么坦白也许能给你带来一些理解和包容。

◆ 说出你的需求，但不完全坦言阿斯伯格综合征，是另一个有效的办法。也许对你来说就足够了。

◆ 有些人选择"硬撑到天明"，从不请求帮忙。但不是所有人都可承受这一条路。

◆ 仔细比较你的选择。任何决定都会影响你的生活。

◆ 如果你坦白了，不要"徒手上阵"。带上你最喜欢的阿斯伯格综合征简介，给你的坦白对象（除非你口头叙述功夫很强）。有些人会给出载有介绍的网址。鼓励你的披露对象尽可能多地阅读有关阿斯伯格综合征的资料，推荐正向的书籍或网站。

▶▶ 给老板和热心人士的建议 ▶▶

如果你的员工没告诉你他们有阿斯伯格综合征，那你不大可能会读这本书。你已经跨出了第一步，让自己对这个症候有更多的认识。尽管如此，每个阿斯伯格综合征都是不同的个体，情绪、智力、艺术、社交能力各异。你无法知道他们的限制在哪里，所以，不要想当然。暂且不说法律，要解雇一个阿斯伯格综合征，在道义上也是有顾虑的。解雇他们，可能意味着切断了一条利用他们无限的甚至可以说是惊人的天赋的路。

思考

❖ 你对坦白怎么看？

❖ 对此你是否曾有好的或不好的经验？

❖ 你怎么做能够得到更好的结果？

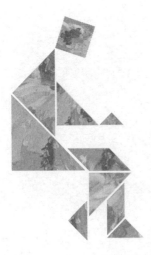

Asperger's on The Job

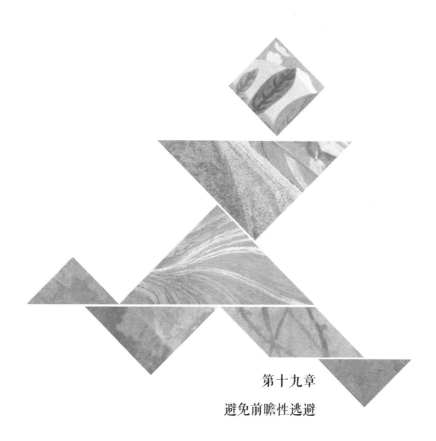

第十九章

避免前瞻性逃避

老板不该为一些本来可以解决的问题失去有价值的员工，阿斯伯格综合征人士也不该为错误的理由辞掉自己喜欢的工作。

如果预见到困难或预计自己会被解雇，一些阿斯伯格综合征人士会主动辞职。就像有些阿斯伯格综合征学生不是被学校劝退的，而是自己主动中断了学业。如果一名阿斯伯格综合征员工开始频繁请病假，或工作积极性下降、表现变差，这很有可能就是阿斯伯格综合征"前瞻性逃避"的表现。这种表现意味着一些（很可能是在工作中的）问题需要引起重视了。

> 我的工作一向干得还不错，所以我和老板之间几乎没什么大问题。但是，当我感觉自己可能要被炒鱿鱼时，我会辞职。我的问题是和同事之间的相处。
>
> ——沃尔特
>
> 当某份工作需要我和团队进行更多的交流，或造成上下班的油费增加，以及有被裁员的风险时，我会因压力过大而崩溃，辞职走人。
>
> ——汤姆

病假：健康问题是一种警示，可能由对职场环境的敏感、欺凌和焦虑等因素导致。如果一个人经常受到过度刺激，会精力耗竭。同时，抑郁和焦虑也属于孤独症谱系障碍的特征。

正如前文所述，改善身体状况的方式多种多样，我们大部分人都会积极主动地对身体问题追根溯源，尝试各种治疗方法，直到找到自己的路子。简而言之，工作中的问题会导致更多的压力与疾病，而压力与疾病反过来又能给工作带来更多的问题。所以我们需要打破这个恶性循环，最好在其形成之前。

胃肠疾病在孤独症谱系人群中也很常见。在为写本书所采访的人中，十之八九患有胃肠疾病，最常见的有肠易激综合征、胃溃疡和需手术切除的肠道病变。大部分人声称压力曾使他们的胃肠疾病恶化。

可能致使他们草率辞职的原因：

◆ 人际交往焦虑或害怕被欺凌。

◆ 工作环境：有太多使感觉超负荷或不健康的因素。

◆ 着装和仪容仪表方面的规范——必须服从统一规定。

◆ 在工作时间和任务的安排上不够自由。

◆ 不被信任，上级监管太严。

◆ 被误解、批评和怀疑。

◆ 不清楚自己的工作是否达标、被肯定。

◆ 无法发挥个人所长；被要求或期望做自己不擅长的事。

◆ 工作满意度低；工作缺少刺激性和挑战性。

我在工作中感觉不到真正的意义。但是，其他人好像不会被像工作这样缺乏意义的事情所困扰。当我向一名工作教练抱怨在工作中无法真正发挥才能时，他告诉

我："工作不是用来挑战自己的。"工作问题使我感到
孤立无援，有时甚至不想活了。工作是人生中很重要的
一部分，可我无法在工作中做真实的自己。

——艾莉森

▶▶ 给员工的建议 ▶▶

● 如果工作使你产生了太多的焦虑，而你正考虑辞职，不妨
自问有没有思考过以下问题：

● 你可曾向公司申请过安排住宿？

● 你可曾尽力把自己的工作环境布置得舒适温馨？

● 你可曾尽自己的全力处理压力？不少阿斯伯格综合征人士
说瑜伽、冥想和运动一类的方法可以暂时缓解焦虑，但是它们的
确也有累积的效应，可能在你没有意识到的情况下，它们降低了
你对触发物的敏感度并增强了你的耐受力。正如前文所述，你需
要从整体的角度来看待感觉问题，所以也要从整体的角度看待自
己的幸福感。

◆ 你有没有试着找一位良师益友聊一聊？有没有能支持你工
作的人？一个参谋？你的老板值得信赖吗？

◆ 问问自己是否喜欢现在的工作，如果喜欢，但工作中其他
的方面却令你想打退堂鼓，请重新阅读本书前面的章节，并再一
次尝试解决这些问题。如果你感到缺乏成就感和满足感，可以采
取措施提升学历或技能。也许，你并不需要离开现在的工作也能

提升自我。

◆ 倾听来自身体的讯息，追根溯源。如果你正患有某种疾病，或由于压力过大产生了一些症状，药物只能治标，追根溯源才有可能治本。不妨研究一下发酵食品的好处，唐娜·盖茨（Donna Gates）的《人体生态饮食》（*The Booly Ecology Diet*）（2006）和娜塔莎·坎贝尔-麦克布莱德（Natasha Canpbell-Mcbride）的《肠道和心理综合征》（*Gut and psychology Symdnme*，2004）对此均有论述。无麸质无酪蛋白饮食（gluten free,casen free，简称GFCF）和特定碳水化合物饮食法（speafic carbonhydrate，简称SCD）在想要改善孤独症谱系障碍症状的人中也很受欢迎。即使不遵循这样严格的饮食方式，通过健康的饮食，如远离加工食品、人工合成成分和添加剂等，一个人也能极大地提升自己的健康水平和能量水平。

◆ 提升自尊。工作中遇到的欺凌和其他问题会令你消沉，不妨参加防身术、武术等有助于建立自信的课程。欣赏那个与众不同的自己。重读或写下阿斯伯格综合征的正面特质。当你回顾那些你曾做过的（也许是独自完成的）值得骄傲的事情，你会对自己有更多信心。不可否认，金钱在很大程度上能使人充满自信，所以不妨寻找能提高收入或挣钱能力的方法。如果你对当前的工作正萌生退意，在没有后备计划的前提下离职将无益于你的自尊。

◆ 用其他爱好和活动增添生活乐趣。你能够高度集中注意力并全身心投入一件事，但这也意味着有时可能过于努力而使

自己的视野受到局限。常常提醒自己要享受生活，记得给自己
安排一些令人心情愉悦、忘却烦恼的社交或娱乐活动。发展业
余爱好能提高工作中的自信心，也许还会让你和别人有更多的
话题可以聊。

◆　如果你不愿做出妥协，或曾做出妥协但劳而无功，也许唯
一的选择是成为自雇人士。你可以探索各种各样的可能性并跟随
自己的喜好，但是，请注意，你仍需一些本书中提到的素质和人
际交往能力才能成功。为自己打工也意味着会有经济困难时期，
至少会有暂时手头拮据的时候。

▶▶ 给老板和热心人士的建议 ▶▶

阿斯伯格综合征、健康状况、压力管理和工作满意度，这些
因素全部相互影响，你需要整体地看待它们。如果一名好员工开
始频繁地请病假、溜号或逃避上班，请不要认为你无法改变这种
状况。你可以跟他们坐下来好好谈谈，找出问题所在。如果双方
都愿意改善目前的情况，本书提供了大量解决策略，而这些方法
都是你力所能及的。

思考

◈ 你正在考虑辞职吗？

◈ 你找好下一份工作了吗？或已有行动方案了吗？

◈ 你可以做些什么改善目前的情况？

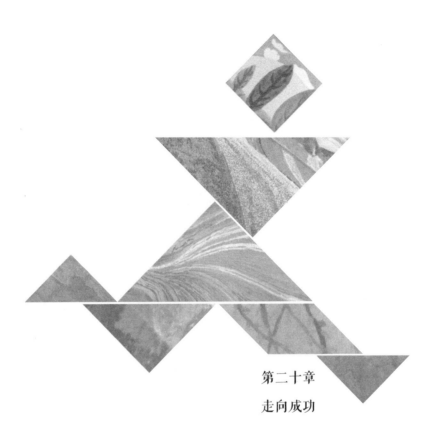

第二十章

走向成功

在我的《跟阿斯伯格男士交往的女孩必须知道的22件事》（*22 Things Woman Must Know If She Loves a Man With Asperger's Syndrome,* 2009）一书中提到，如果阿斯伯格综合征人士能坦白自己的情况，人际关系就能显著地改善。这同样适用于工作中的人际关系。

接受被诊断为阿斯伯格综合征的事实，了解关于这个疾病的相关信息。承认它对你生活造成的影响，顺应命运的安排（接纳你和它的关系），然后寻求帮助。

把所有的责任都推到你老板身上是不公平的，撇开个人信念和偏好暂且不谈，指望整个世界为你而改变是不现实的。你要接受，阿斯伯格综合征已经给了你天赋，在某些方面伟大的天赋，所以这里必须有一些交换，你不得不同时拥有一些缺点。如果你从正面积极但诚实的视角审视你自己、你的个人成长史、你的行为模式，你就能识别出这些东西是什么。

这是你自己的生活，你当然可以按照你自己的理想塑造它，不要让阿斯伯格综合征打败你，而要让它成为你生活的助推器。

▶▶ **小结** ▶▶

至少从目前来看，孤独症谱系的人群数目在增长。

这个数目很庞大：人群的1%或是更多。

普通人和孤独症谱系内人士的沟通方式有着显著的不同。有些人可能会说这是文化差异。

因为经济方面的考虑，应该承认这些差异并努力协商沟通。

为了达到这个目标，谱系内人士和老板都需要训练和支持。

一个技艺超群的阿斯伯格综合征人士在职场是很受欢迎的。

阿斯伯格综合征人士如果想得到长期稳定的工作，并让自己、同事和老板都感到身心愉快，就必须管理好自己的阿斯伯格综合征相关特性。这样更容易得到老板的理解和支持。

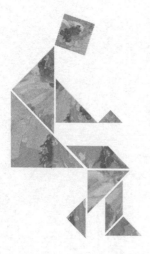

Asperger's on The Job

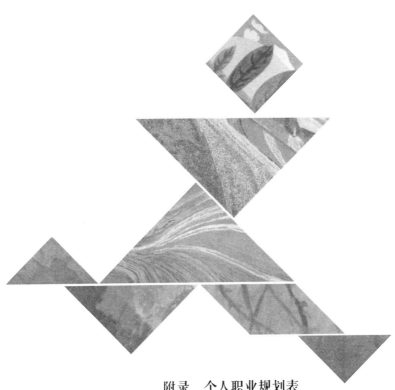

附录　个人职业规划表

对于谱系内人士，选择职业意味着要比谱系外人士考虑更多的身体因素和社会因素。在做职业规划时，你必须谨慎地选择职业道路。最大限度实现成功的办法，就是选择能运用你的优势、发挥你的兴趣并不涉及你太多劣势的工作。过多的社会交往可能会使你内心疲惫、自我感觉糟糕，但是，保持一些人际来往没准是个不错的主意。比如说，这会有助于你习惯与他人共处和培养一些社交技巧。天宝·格兰丁曾强调"通过共同兴趣获得社会互动"，这是另一个需要谨选职业的原因。如果在一份工作中能接触到思想相近的人，你会感觉更好。

市面上有不少职业能力测试，通常采用选择题的方式。但是，阿斯伯格综合征人士比任何人都不喜欢用选择题来界定自己。而且，这些测试很可能没有涉及谱系内人群会关注的一些方面。我们可能会对某方面有强烈的兴趣，但对相关工作中的一些方面却有着同样强烈的厌恶。一名阿斯伯格综合征男孩喜欢飞机，但这不代表他想驾驶飞机。斯蒂芬·肖尔（Steplen Shore）在文章《办公室的生存之道》（*Survival in the Workplace*，2008）中说道：

我在商场文化的氛围中心力交瘁。奇怪的是，我发现商学课程……很吸引我。我也很喜欢教商学课程……但就是没法和这个圈子里的那一类人一块工作。

人们可以学习、教授和从事他们大部分（如果不是全部）感兴趣的事情。斯蒂芬指出，一个人可能只会对其中一个方面有兴趣，对其他方面没有兴趣。你最好先找出自己的兴趣所在，然后，弄清楚怎样运用这些兴趣才会使自己更快乐。接下来，可以进一步考虑社交、感觉等与阿斯伯格综合征和高功能孤独症相关的问题。

为了实现以上目标，让我们试着完成一份个人职业规划表吧（见本章末尾的表格）。

◆ 首先，请你列出自己痴迷的兴趣爱好。无论什么样的都可以，即便不是骑马、音乐、医学和工程这样常见的爱好，可以是特定的，也可以是笼统的。任何吸引你的、令你想从事相关工作的兴趣爱好，都可以写下来。

◆ 然后，表格中有"教学"、"实践"和"学习"三项，每一项下面分别有"好处"、"触发物"和"解决办法"三栏。

"好处"：用音乐来举例，教音乐的好处包括：可以沉浸于自己喜欢的事情，能把那些你喜爱的伟大乐章教给下一代，此外，还能享受带薪假期。

"触发物"指那些令你产生强烈厌恶感或者会触到你的孤独症按钮并令你受到过度刺激的事物——你需要尽可能地避开这些触发物。我们仍然用音乐来举例，如果刺耳的噪声、乱弹的乐器声和鼻涕邋遢的小孩子会令你想夺门而出，那么教小孩子音乐的工作可能并不适合你。"教学"一栏中的触发物可能还包括：处理违纪、面对一屋子的人、早起、每天得在同一个时间到岗，还有铃声、广播声、各种气味和细菌，以及挤满人的礼堂。每种职业中可能都暗藏着数不清的触发物，随时能让你栽跟头，毁了你的一天。你必须先明确哪些是触发物，然后再决定要不要去应对和怎样应对。你必须弄清楚，那些要面临的感觉问题是否是自己愿意克服的。当然，我们也不要忘了继续促进自身的整体健康和幸福感，采取措施降低对特定触发物的敏感程度。对于每一个谱系内人士，赚钱意味着要面对我们的恐惧并战胜它。

"解决办法"：只要你寻找，就总会有解决的办法。解决办法意味着既能从事心仪的工作又能尽可能地避开触发物。针对之前所举的例子，解决办法可能包括了：去教大学生；进行一对一教学；或兼职授课，比如，在音乐用品商店或客户家里上课。

"实践"在这个例子中指以音乐谋生。这一项里的主要触发物也许有：必须要有的社会交往、异地演出时未知的酒店房间环境。拥有稳定的财务状况能使人心理压力较低，所以"无固定收入"虽然未必称得上是触发物，但也是个应该记下来的坏处。对于这些情况，一种可能的解决办法是在工作室或酒吧驻场表演。如果你的水平够格，也可以加入乐团。

在"学习"一栏中，你可以列出自己已经获得的相关学历或资质、需要取得的（如有）相关学历或资质，以及可以去哪儿进修——如哪一所大学、哪一家大专、哪一间技校。

这一章的末尾有一张样表，你可以将它复印几份，因为你可能会填不止一次。填表前，你可以在另一张纸上列出一份"痴迷的兴趣爱好"的清单和一份完整的触发物清单，后者会令你了

解自己喜欢什么、不喜欢什么，什么会让你如鱼得水，什么会使
你寸步难行，这两份清单对你会有所帮助。填表时，请将最困扰
你的触发物——你百分百想避开的那些选项——画掉或用红色字
体；而将带来最大好处的——你十分需要或渴望的那些选项——
加粗、圈起来或用最喜欢的字体颜色。你也应该用同样的方法标
出那些最好的解决办法。

　　表格填完之后，看看最让你头疼的那些触发物是什么，然后
把注意力放在颜色最漂亮、字体最粗的"好处"项上。在"行动/
实现步骤"一栏中，基于前面各项中自己回答的内容，写下你的
感想。这些自我反馈有助于你制订计划，也会提示你一些有待考
虑的要点。通过将几个不同兴趣中的内容合起来看，你没准会发
现一个之前没有考虑过的却是自己可以从事的领域。在明确了自
己想做什么之后，你也许会发觉自己入错了行；或是发现自己入
对了行，却没有选对工作。也有可能，你会明确地认识到自己需
要有某个学历才能达到目标。还有一种可能是，你会发现自己已
经在适合的行业里做着心仪的工作了。通过运用这本书中建议的
一些方法，你会具备更多事业有成的条件。

　　如果，我们还无法在目前的市场中为自己的某些兴趣爱好找
到一席之地，或这些兴趣爱好与适合我们的工作没有明显联系，
我相信这些兴趣爱好中也包含了通往理想职业的契机和线索。为
了善用我们的阿斯伯格综合征优势，我们需要对工作满怀热忱。
你把这个练习做完时，应该已经通过反复比较得到了一张可行的

"就业蓝图"。你需要着眼于当下，并放眼未来。请记住，这些都是你自己的语言和想法，而不是来自于别人的建议。

个人职业规划表

兴趣爱好	教学			实践			学习		
	好处	触发物	解决办法	好处	触发物	解决办法	好处	触发物	解决办法
行动/实现步骤									

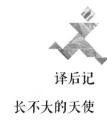

一直很喜欢露迪·西蒙的系列书籍，当我们小组翻译完了第一本书《你好，我是阿斯伯格女孩》后，露迪写邮件问我要不要翻译她的另外一部作品《你好，我是阿斯伯格员工》，我一看很是喜欢，就答应下来了。

至今想起来组建阿斯伯格综合征翻译小组是一件很奇妙的事情，让我能遇到生命里的这些人，这些事。当时感觉仿佛是命运之神的手在冥冥中指引一般……随后，发生了很多奇妙的事情。

过去的几年，走过了那么多美丽的风景。我领略了武大校园的雨雾、月色和朝阳，在太白岩顶俯瞰了江城的风光，在熙熙攘攘的大街上给高位截瘫的朋友募捐，而当桂花飘香，周五晚上经典读书会书声琅琅，年末岁尾，又和多年未见的家人朋友欢聚一堂。

从前，曾经有那么一段时间，我都沉浸在自己的小世界中，患得患失。我太在乎一些世俗的东西了。我只顾默默地舔自己的伤口，自顾自怜。我一直都在苦苦追寻那些没有实际意义的东西。已记不清多少个日夜了，我的生命在虚无缥缈中暗暗流失，我的时光在苍茫无助里悄悄滑过，关于这些，之前雪雪和敏珠也常常劝过我，但那时只是表面上听了，内心并未触动多少。最后的结果是朋友因为我的不思悔改而无可奈何。

而这几年来，看了，听了太多太多人世间的悲欢离合：学生的父亲在妻子去世后半年娶了二十几岁的新娘；目睹蒋大哥、万大哥的人世故事，万大哥自己身患晚期肺结核还努力地帮助其他病友，年幼病休在家的康康……太多太多。我目睹了人情冷暖、世态炎凉，但我更看见了这个世界有太多太多的好人，尽自己的最大力量去帮助身边的每一个人。曾经以为，那些事情只是在报纸和电视上上演，但这些事情真的发生在我们身边。慢慢地在周围朋友们的影响下，我也开始尝试着参加一些公益活动，希望自己能像一束微弱的光那样去照亮别人。就如一位朋友说的："在公益活动中我们收获许多心性的成长，也更深地理解了：志愿者精神，不是施予，而是认同、分享和共同成长。"而在帮助别人的同时，我越发感觉到一直以来我是一个很幸运的人，其实世界上最珍贵的就是眼前的幸福。我们应该倍加珍惜在世的日子，珍惜身边的每一人、做过的每一事。

这几年来，在生活的激流里蹚过。生活，它毫不吝啬地向我展示了它的诡谲、明媚、爱与温暖。我知道，我必须学会勇敢面对生活，面对失意，面对自己，面对人生，而不再一味地逃避。慢慢地，我也发现，阅读是一个让人静下心来的好办法。在自己的学业工作之外，也看过了不少好书。无数个静静的深夜，忙完一天的事情，一杯清茶一本好书相伴，感悟生活的静谧与安详。

通过程雪和周老师的关系，认识了杨辉师姐，她也参加了我们翻译书的项目。后来又在网上偶遇了中科院的青于兰，慢慢地，我突然发现，我生命里有这么多朋友最后选择了精神心理相关的工作。我曾经问过我妈妈，为什么我有这么多朋友选择了精神心理方面的职业，妈妈说，可能你们一开始就有互相吸引的特质，所以才会成为朋友。

一直想为孤独症这个群体做点什么。家属太不容易了。我做过一段时间一对一的公益咨询。从工作中，我体会到了生命的脆弱与顽强，而更多的是我深深体会到病患之不易与家属之绝望。毕竟，以目前的医疗技术水平，正如特鲁多医师的名言："有时，去治愈；常常，去帮助；总是，去安慰。"这段名言越过时空，久久地流传在人间，至今仍熠熠闪光。

但朦胧中感觉这不是最能发挥我才能的方式，也不是最高效率的方式，一次对一个人影响太微弱。和伙伴们商量过写相关电视剧本，在丁香园上也和大家讨论过，但因为各种门槛限制和工作时间原因，没有实行。

最终，我们选择了翻译国外最前沿的理论和操作技术介绍给国内的读者。在开始的时候，这看起来真是一件不可能完成的工作。还有几个合作伙伴目前在国外，只能在网络上进行沟通，按世俗的想法，想一想是很不实际的，几乎是一件不可能完成的事儿。目前内地这种话题还是太小众了。虽然困难重重，但大家还是一路坚持下来，顺利完成了书稿。

关于孤独症谱系中的"阿斯伯格综合征"的这本书，像一个接头暗号，让我们发现自己不是在这颗星球上唯一特立独行的家伙。作者露迪·西蒙（Rudy Simone）在欧美的心理学界和大众读者中拥有很高人气。她本人也是一个阿斯伯格综合征人士，陆续出版了有关阿斯伯格人群的多部著作，她致力于在主流社会和阿斯伯格综合征群体之间架起沟通的桥梁。阿斯伯格综合征人士，是一个比孤独症人士更普遍但更没有受到关注的人群，他们用自己的方式和社会沟通，因此往往显得不合于俗而孤独，却有着趣味盎然、与众不同的内心世界。本书作者是一个出色的心理学作家、一个积极生活的"阿斯女"，她通过自身的成长历程和其他人的案例，以热忱坦率的态度、通俗生动的语言、故事加谈心的表述手法，给出了不少如何应对工作生活中种种问题的实用建议。本书旨在帮助阿斯伯格综合征人群认识自我、融入时代，也帮助社会关注和尊重特殊群体的心理需求。接纳别人，接纳自己，与众不同，其实也是一种美丽。"阿斯伯格综合征"一直与历史相伴而行，许多在科学、哲学、艺术、文学、政治等方面独领风骚的人都被确认为有阿斯伯格综合征，比如爱因斯坦、牛顿、达尔文、伽利略、简·奥斯汀、安徒生、戴高乐总统、莫扎特、达芬·奇、凡高、苏格拉底、伏尔泰、诺贝尔、爱迪生、莫扎特、陈景润……少了这样的特别人群，世界会不会减少很多色彩？而现代社会的快节奏高压、对社交能力的重视，使得这个族群越来越庞大，心底的孤独和迷惘感被激发出来。孤独症的研究在国内外目前方兴未艾，社会对这个群体的关心也越来越多，张静初主演的关注阿斯伯格的影片《我的影子在奔跑》，就在上海国际电影节、金鸡百花电影节上斩获多个奖项。随着我们的人文社会日益关注个体的心理健康，"阿斯症候群"势必从一个小众概念越来越获得大众认知。

我一贯相信君子之交淡如水，为了避免自己受伤害，很多时候，我都和周围的人保持着一个客气的距离。但自从合作翻译此书，我发现原来我们可以拥有这样亲密的友谊，我们在网上组建了讨论小组，对翻译中不确定的地方反复讨论，有时遇到生活中的事情也互相吐槽，我们也坦然面对了偶尔的不默契。我们分工合作、互相鼓励，无数个周末我们都是聚在一起在字斟句酌校对译稿中度过的。人只有在心灵契合的同伴中间，真实的自我才会释放出来，并得以饱满！感谢小组成员的情义，我渐渐有了勇气做回昔日天真烂漫的我。半年的奋斗，我们的收获早已超出译书本身，而在于我们为一份热爱投入了力气、向一群伙伴付出了信任。同时，感谢周老师一直以来的鼓励。

本书由我进行了全文的统稿、文风统一、文字的润色及医学专业术语的核对。朱宏璐翻译了第一章、第二章、第三章、第五章、第六章、第九章、第二十章，杨辉翻译了第十二章、第十三章、第十五章、第十六章，青于兰翻译了前言、第十章、第十一章，绛明翻译了第四章、第七章、第十四章、第十八章，王梦醒翻译了第八章，李颐翻译了第十七章、第十九章、附加工具。

我们阿斯伯格综合征翻译小组工作之后的很多天，心中都充满了甜蜜和幸福，努力和志同道合的伙伴们在一起，单纯地做一件自己喜欢的事情，是那样美好和轻松的事情。翻译这本书的过程，也是一个梳理自己成长经历和思路的过程。以前用尽力气苦苦支撑的坚强消失在笑看云卷云舒的闲适与平淡的心境中。曾经很在乎专业上的成绩以及所谓事业上的成就和梦想，现在似如前尘旧事；不断地得奖或是考试、投标的失败，都增加不了也带不走一丝满足和快乐。

朱宏璐

2015年4月

参考文献

American Psychiatric Association. (2000). *Diagnostic and Statistical Manual of Mental Disorders DSM-IV-TR Fourth Edition, Text Revision.* Washington, DC: American Psychiatric Association.

Campbell–McBride, N. (2004). *Gut and Psychology Syndrome: Natural Treatment for Autism, ADD/ADHD, Dyslexia, Dyspraxia, Depression, Schizophrenia.* Cambridge: Medinform Publishing.

Carter, P, Russell, K. (2001). *Psychometric Testing1000 ways to Assess Your Personality, Creativity and Lateral Thinking.* Chichester: J. Wiley and Sons.

Caruso St. John Architects. *Origins of the Office: History of the Office.* Accessed on February 2, 2009 at www.carusostjohn.com/artscouncil/history/taylorist/index.html.

CDC (Center for Disease Control). *Autism: Frequently Asked Questions, para.5, What do the ADDM network results tell us about the prevalence of ASD in the United States?* Accessed on February 18, 2009 at www.cdc.gov/ncbddd/autism/faq_prevalence.htm#whatisprevalence.

De Vries, J. (2007). *Perfectionism in Asperger's* Accessed on February 15, 2009 at www.Asperger–advice.com/Asperger–perfectionism. html.

Edwards, L., Torcellini, P. (2002). *A Literature Review of the Effects of Natural Light on Building Occupants.* Colorado: U.S. Department of Energy.

Employment Act 2002. Accessed on February 26, 2009 at www.opsi. gov.uk/about/copyright–notice.htm Crown copyright 2002 – 2008.

Factor, P. (2006). *Two Stops Short of Dagenham.* Accessed on February 2, 2009 at www.simple–talk.com/opinion/opinion–pieces/two-stops–short–of–dagenham.

Farrell, E. (2004). Asperger's Confounds Colleges: A surge of students diagnosed with an autism–related disorder poses new challenges. *The Chronicle of Higher Education,* 51, 7, A35.

Fawcett, T. (2004). *Working From Home Trend Gathers* Pace Accessed on February 26, 2009 at http://news.bbc.co.uk/l/hi/business/3645475.stm BBC News.

Fitzgerald, M. (2005). "Asperger's Syndrome and Adult Outcomes." Asperger's Syndrome Conference (Autism Cymru). Millennium Stadium, Cardiff.

Gates, D. (2006). *The Body Ecology Diet 10th.* Georgia: Body Ecology.

Grandin, T. (1995, 2006). *Thinking in Pictures.* New York: Vintage.

Hayashi, M., Kato, M., Igarashi, K., Kashima, H. (2008). "Superior fluid intelligence in children with Asperger's disorder." *Brain and Cognition,* 66, 3, 306–310.

Hendrickx, S. (2009). *Asperger Syndrome and Employment: What People with Asperger Syndrome Really Really Want.* London: Jessica Kingsley Publishers.

Hesman Saey, T. (2008). "Asperger's Syndrome May Not Lead to Lack of Empathy". Accessed on March 9, 2009 at www.sciencenews.org/view/generic/id/31400/title/Asperger%E2%80%99s_syndrome_may_not_lead_to_lack_of_empathy_.

Human Resource Village. *The Work Environment and Employee Productivity.* Accessed on March 27, 2009 at www.hrvillage.com/human-resources/employee-productivity.htm.

Keashly, L. & Jagatic, K. (2003). *Bullying and Emotional Abuse in the Workplace.* Stale, Einarsen et al. London: Taylor and Francis.

Kelly, E. & Kalev, A. (2006). "Managing flexible work arrangements in US organizations: formalized discretion or a right to Ask." *Socio-Economic Review 4,* 3, 379–416.

Mahari, A. (2009). *You Don't Seem Like You Have Asperger's.* Accessed January 15, 2009 at http://aspergeradults.ca.

Medical Research Council. (2007). *Tuning Out: Researchers Make Sense of Background Noise.* London: Medical Research Council.

M ü ller, E., Schuler, A., Burton, B. & Yates G. *Vocational Supports For Individuals With Asperger Syndrome.* Accessed on April 1, 2009 at www.autistics.org/JVRpaper.htm.

Myles, B., Trautman, M. & Schelvan, R. (2004). *The Hidden Curriculum.* Kansas: Autism Asperger Publishing Company.

Namie, G., Namie, R. (2003). *The Bully at Work, Rev Ed.* Washington: The Bullying Institute.

National Autistic Society, The. (2005). *Employing People with Asperger Syndrome: A Practical Guide.* London: The National Autistic Society.

National Autistic Society, The. (2009). *High-Functioning Autism and Asperger Syndrome: What's the Difference?* London: The National Autistic Society. Accessed on February 11, 2009 at www.nas.org.uk/nas/jsp/polopoly.jsp?d=1049&a=3337.

Nelson, D. (2009). "Director's Commentary: Control." *TCS Newsletter* Georgia: The Community School.

Nichols, B. *What is Asperger's?* Accessed on March 1, 2009 at http://www.aspergers-tucson.org/what_is_aspergers.

Oldham, G., Brass, D. (1979). "Employee Reactions to an Open-Plan Office: A Naturally Occurring Quasi-Experiment." *Administrative Science Quarterly, 24,* 2, 267–284.

Oommen, V. , Knowles, M., Zhao, I. (2008). Should Health Service Managers Embrace Open Plan Work Environments? A Review *Asia Pacific Journal of Health Management 3,* 2, 37.

Pounds, J. (2008). *Positive Reinforcement – It's a Relationship.*

Accessed on March 27, 2009 at http://the-positive-manager.blogspot. com/2008/02/leading-with-reinforcing-relationships.html.

Rowe, J. *Psychometric Tests.* Accessed on March 27, 2009 at www. primecareers.co.uk/prca/PCContent.nsf/idflat/5NLJE2MHER!opendocument.

Schwarz, J. (2002). "New book is road map to help parents 'find' their child who has Asperger syndrome or high-functioning autism." University of Washington News. Accessed on February 15, 2009 at http:// uwnews.org/article.asp?articleID=2430.

Shore, S. *Survival in the Workplace.* Accessed on October 19, 2008 at http://www.udel.edu/bkirby/asperger/survival_shore.html#Survival.

Simone, R. (2009). *22 Things a Woman Must Know If She Loves a Man with Asperger's Syndrome.* London: Jessica Kingsley Publishers.

United States Environmental Protection Agency. (1991). *Indoor Air Facts No. 4 (revised) Sick Building Syndrome.* Washington DC: EPA.

Wikipedia. (2008). *Alexythimia,* Accessed on March 3, 2009 at http://en.wikipedia.org/wiki/Alexithymia.

Wikipedia. (2008). *Fluid and crystallized intelligence.* Accessed on March 3, 2009 at http://en.wikipedia.org/wiki/Fluid_and_crystallized_ intelligence.

WBI – Zogby International. (2007). "AS Labor Day Nears, Workplace Bullying Institute Survey Finds Half of Working Americans Affected by Workplace Bullying." New York: Zogby International.

Accessed on 4/1/09 at www.zogby.com/news/readnews.cfm?ID=1353.

Yamada, D. (2007). Potential Legal protections and Liabilities for Workplace Bullying. Massachusetts: New Workplace Institute.

Young, R. (1999). "A sound business plan (Designing better acoustics for today's open offices)." *Building Design & Construction, 40,* 6, 84.

推荐书目

1. [英]托尼·阿特伍德（Tony Attwood）著. 燕原 冯斌译.《阿斯伯格综合征完全指南 》

2. [美]道格拉斯·比克伦（Douglas Biklen）著.池朝阳译.《虚构的孤独者：孤独症其人其事》

3. [美]天宝·格兰丁（Temple Grandin）著. 范玮译.《用图像思考：与孤独症共生》

4. [美]天宝·格兰丁（Temple Grandin） 肖恩·巴伦（Sean Barron）著.刘昊 付传彩译.《社交潜规则：以孤独症视角解析社交奥秘》

5. [美]天宝·格兰丁（Temple Grandin）著.燕原译.《我心看世界：天宝解析孤独症谱系障碍》

6. [美]天宝·格兰丁（Temple Grandin）著. 燕原译.《孤独症大脑：对孤独症谱系的思考》

7.[美]朱迪·巴伦（Judy Barron）肖恩·巴伦（Sean Barron）著.池朝阳译.《男孩肖恩：走出孤独症 》

8. [美]凯瑟琳·莫里斯（Catherine Maurice）著.梁海军译.《让我听见你的声音：一个家庭战胜孤独症的故事》

9. [意]富尔维奥·埃尔瓦斯（Fulvio Ervas）著.张娟如译.《如果我拥抱你，请不要害怕》

10. [口]明石洋子 著 洪波 译.《与自闭症儿子同行：原汁原味的育

儿》《与自闭症儿子同行：通往自立之路》《与自闭症儿子同行：为了工作，加油》

11. 张雁著.《蜗牛不放弃：中国孤独症群落生活故事》

12. [美]埃伦·诺特波姆（Ellen Notbohm）著.秋爸爸 燕原译.《孤独症孩子希望你知道的十件事》

13. [英]洛娜·温（Lorna Wing）著.孙敦科译.《孤独症谱系障碍：家长及专业人员指南》